胃癌、食道癌
血液中高血脂病
風濕性關節炎
糖尿病高血壓病

中華名醫李和生 著

# 都市病

## 預防及自然療法 1

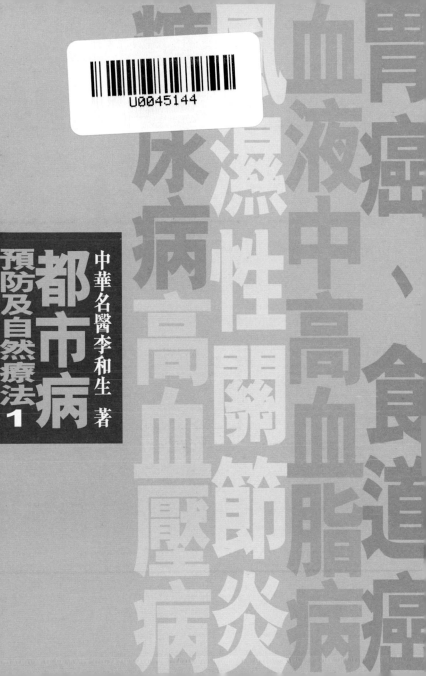

# 作者簡介

李和生教授，北京人，一九二六年生，學貫中西，當代中國名醫，當代武術名家（列入《大陸尋醫指南》（台灣）、《中國名醫案內》（日本）、特色中醫專家《杏林精萃》（中國）、《疑難病尋名醫指南》（中國）、武術名家《武術家辭典》（中國））。退休前曾任職現代管理學院八八八醫院院長、北京積水潭醫院生物化學科主管醫師。現任世界中西醫結合學會名譽理事、北京市現代管理學院東方武學館館長、美國中醫藥太極國術研究院教授、北京人體研究會名譽理事、北京市炎黃傳統醫學研究所所長、北京市吳式太極拳研究會名譽副會長、中國嵩山少林寺武術協會顧問、日本中日友好協會名譽會長、鞍山市太極協會名譽會長及顧問、原大連市內功太極拳名譽會長等。

李和生教授也是當代武術名家，自幼習武，曾先後從學多位內家拳名家如唐風亭、王培生、楊禹庭等，最後拜拜太極隱世奇人朱懷元為師，學就楊健侯式內功太極拳（老六路）之真諦，從而達到「拳道如一」的空空妙境；在太極內功及推手方面，功至化境。

曾多次應邀到中國各地、日本、歐洲講學。

結合其淵博的中西醫學知識、數十年的臨床經驗以及太極內功，總結出數百多種辨證施功的小功法，讓病人一學就會，幾分鐘的操作就見效，曾著《小功法治百病寶典》、《小功法治療常見病》、《常見病運動療法》、《常見病自己治》等，部份曾被翻譯成英法德多種文字。經過二十多年的推廣，令無數海內外讀者、病人受惠。

《都市病預防及治療法》系列是李和生教授的最新作品。結合了現代西方醫學、中國傳統醫學、民間療法、內功、食療、運動療法等，易學易做，功效快，不涉打針用藥，無副作用。第一輯中主要針對「胃癌、食管癌的自然療法、血液中高血脂病的自然療法、風濕性關節炎的自然療法、高血壓病的自然療法、糖尿病的康復及併發症的防治」等都市病。如能同時配合太極內功練習，則預防及治療功效更為事半功倍的。

# 目錄

# 胃癌、食管癌的自然療法

癌症是一種惡性腫瘤，腫瘤在醫學上定義為：腫瘤是人體器官的組織細胞，在外來的和內在的有害因素長期作用下，所產生的一種以細胞過度增殖為主要特點的新生物。這種新生物與受累器官的生理需要無關，不按正常器官的規律增長，喪失正常細胞的功能，破壞了原來器官結構，有的可轉移到其他部位，危及生命。

惡性腫瘤從組織學上可以分為兩類：一類由上皮細胞發生惡性變的稱為癌，如胃上皮細胞發生惡變就形成胃癌，肺上皮細胞發生惡變就形成肺癌等等；另一類由間葉組織發生惡變的稱為肉瘤，如平滑肌肉瘤，纖維肉瘤等。人們對癌聽得較多，而對肉瘤聽得較少，這與癌病人遠比肉瘤病人為多有關。臨床上癌與肉瘤之比大約為9：1。

癌作為一類惡性腫瘤，是由人體內正常細胞演變而來的。正常細胞變為癌細胞後，就像一匹脱韁之野馬，人體無法約束它，產生所謂的「異常增生」。異常增生是相對於細胞的正常增生而言的。人體細胞有一個生長、繁殖、衰老、死亡的過程。老化的細胞死亡後就會有新生的細胞取代它，以維持機體組織和器官的正常功能。可見，人體絕大部分細胞都可以增生。但是這種正常細胞的增生是有限度的，而癌細胞的增生是無止境的。正是由於這種惡性增生，使人體大量營養物質被消耗。同時，癌細胞還能釋放出多種毒素，使人體產生一系列症狀。如果發現和治療不及時，癌細胞還可轉移到全身各處生長繁殖，最後導致人體消瘦、無力、貧血、食欲不振、發熱及臟器功能受損等，其後果極為嚴重。

經過大量實驗研究和臨床觀察，現代醫學對可以導致癌症的各種因素有了更深刻而全面的瞭解，癌症的發病因素可以分為內因和外因兩個方面：

**1. 內因：**系指機體內部結構和功能改變所導致的抗癌能力降低，亦稱內源性致癌因素。主要有以下幾個方面：

**(一)免疫缺陷或免疫功能降低：**先天性免疫缺陷或後天疾病及治療因素引起免疫功能降低。如因胸腺發育不全，引起淋巴細胞缺少而致細胞免疫消失，可發生淋巴瘤；腎移植病人為了防止排斥反應發生，使用免疫抑製劑，可使惡性腫瘤發病的危險性增高。

**(二)遺傳因素：**只有少數癌症與遺傳的關係比較密切，一般認為，不超過癌症總數的5%。現在知道，遺傳下來的不是腫瘤本身，而是易感腫瘤的素質，要在這種素質上發生腫瘤，還必須有各種複雜的致癌因素的長期作用。

**(三)年齡：**惡性腫瘤可發生於任何年齡，但大多數發生於中年以後，隨着年齡增長，發病率也愈高。

**(四)性別：**許多癌症的男女發病率有很大差別，除與性激素有關外，還與某一性別接受某種或某些致癌因素刺激有關。如男性吸煙人數多於女性。因此，男性肺癌發病率高於女性。

**(五)其他：**如內分泌失調及體內胚胎殘存組織與癌的發生也有一定關係。這些因素均歸入內源性致癌因素之內。

**2. 外因：**據世界衛生組織的調查表明，癌症的發生80%至90%與環境因素有關，即所謂的外源性致癌因素或外因。如下幾方面：

**（一）長期接觸化學性致癌物質**：對人類有肯定致癌作用的化學物質有數十種，在實驗動物中能誘發癌症而缺乏流行病學調查證實的化學物質約有數百種。已確定的化學致癌物主要有：多環芳烴化石物、氨基偶氮染料、芳香胺類、亞硝胺類、某些真菌毒素以及砷、鎘等金屬及其化合物。此外，石棉粉塵顆粒的長期吸入與肺癌的高發也有諸多報道。

**（二）病毒**：近年來研究發現，人類某些腫瘤與病毒有密切關係，如白血病、鼻咽癌等。腫瘤病毒病因學研究有實際應用價值。病毒抗原有助於流行病學研究及早期診斷，而且有可能將病毒製成疫苗，作為腫瘤預防的一種手段。目前已有人在進行這方面的嘗試。

**（三）物理性致癌因素**：從臨床觀察中發現，接觸放射性物質的職業人員，如某些礦工的肺癌發病率較高，並已證明為吸入放射性物質所致。近年來發現，照射日光及紫外線過量與皮膚癌高發有關。

**（四）其他**：如生活方式、飲食習慣及營養不平衡等與癌的發生均有一定的關係。綜上所述，癌症的致病因素是多方面的。有些因素可能直接致癌，另一些則可能僅起到促癌變作用。癌症的發生不是單一因素的作用，而是數種因素(包括內因和外因)協同作用的結果。

一般來說，隨着年齡的增長，發生癌症的危險性也隨之增高，即其發病率也逐漸增加。男性在75歲以後略有下降，但女性則仍保持上升趨勢。胃癌、食管癌、肝癌、腸癌、膀胱癌等的發病率隨年齡增長而持續上升。

如將癌症作為一個整體看待，其發病的主要年齡特徵是隨年齡增大而發病率也增高。其原因主要有以下幾方面：

(一)癌症發生之前存在一個較長的潛伏期。致癌因素作用於人體後，並不會立即發病，而是要經過十年甚至幾十年的潛伏期才發生癌症，如從事染料工業經常與B奈胺接觸的工人發生膀胱癌的潛伏期為10至20年，最長可達40年。因此，如在20至30歲接觸致癌物質，往往要到40至50歲以後才發病。

(二)一般來說，人過了40至50歲，機體的免疫功能減退，對正常細胞發生癌變起監視作用並加以殲滅的淋巴細胞數量明顯減少。因此，一旦細胞發生癌變，機體無法有效而迅速的加以殲滅，使其很快的發展起來，對人體造成嚴重影響。

(三)人上了年紀以後咀嚼功能和胃腸道消化功能減弱，營養素攝入量減少，消化吸收能力下降，特別是對癌症具有預防作用的營養素減少或攝入不平衡，均會影響人體對癌症的抵抗能力，導致癌症發病率升高。

## 一、胃癌

醫學上把來源於上皮細胞的惡性腫瘤統稱為癌。胃癌是胃粘膜上皮細胞在致癌因素的作用下發生癌變而形成的惡性腫瘤。在正常情況下，胃粘膜上皮細胞按照一定的規律生長、分化、衰老和更新。當受到致癌因素的長期作用時，這種規律就發生質變，呈現無規則無限制的迅速生長，其形態和遺傳特性也發生變化。這種變化過程就是胃粘膜上皮細胞的癌變，癌變後的胃粘膜上皮細胞就是胃癌細胞。胃癌細胞可由胃粘膜柱狀上皮細胞的癌變而成，即所謂彌漫型胃癌；也可由化生的腸上皮細胞的癌變而成，即所謂腸型胃癌。

一般認為，胃粘膜上皮細胞的癌變過程可分為兩個階段。第一階段，在致癌因素的作用下，胃粘膜細胞內的遺傳物質即脫氧核糖核酸(DNA)中的癌遺傳因素被活化，由休眠狀態進入起動狀態，突然發生變異。第二階段，胃粘膜細胞內被活化後的癌遺傳因素再在致癌因素的催化下完成細胞的癌變過程。因此，致癌因素在胃癌發生過程中發揮了啟動和催化兩種作用。人體內約有一億個以上的細胞群具有胃癌遺傳因素，可成為始發胃癌的基礎。當人體免疫功能正常時，抑癌因素較弱而致癌因素則持續作用，癌細胞就會迅速生長，進而發生胃癌。總而言之，胃癌發生的過程是一個多因素作用的漫長過程，可由胃粘膜上皮細胞直接癌變而發生；也可由腸粘膜上皮細胞化生和異型增生；無論上面所述的那一種細胞發生癌變，均需要5年以上或更長的時間。胃癌一旦形成以有即會迅速發展，一般由微小胃癌發展為進展期胃癌，快則2至4年，慢則4至5年。

胃癌的發生和發展是需要一定的條件和過程的。如果人們平時的飲食起居都非常符合衛生要求，就能減少致癌因素進入人體內而發生致癌作用的機會；再加上努力創造抑癌因素進入人體的條件以增強體內免疫功能，胃癌便得以預防。由於胃癌的發生和發展需要一定的過程，這就為人們早期發現胃癌提供了可能性，也有助於爭取機會施行早期手術或採取其他積極的治療措施。遺憾的是，迄今為止，臨床上所發現的胃癌病人有70％屬於中、晚期胃癌，這就不得不提醒人們對胃癌一定要認真對待，做到早發現早治療。

胃癌的早發現和早治療，可直接關係到病人的生命，是降低胃癌死亡率的關鍵。過去曾認為，約60％的胃癌病人無早期典型症狀，但若經過仔細追問分析病史，可能發現，大部分胃癌病人都有一些早期症狀，只是這些早期症狀特異性不強，容易被忽視罷了。和世間其他事務一樣，只要人們思想重視處處留意，總能發現一些胃癌的症狀。胃癌的早期症狀有：

**(一)腹上區飽脹不適感**：這是一種說不清道不明的朦朧模糊的腹上區悶脹感覺，病人往往不知道是甚麼原因引起的，平靜時可以感覺到，活動量大精力集中做事時感覺不明顯。這種感覺靠飲食調節往往不能奏效。據調查統計表明，約有70％的胃癌早期病人有這種感覺。

**(二)腹上區疼痛**：疼痛開始時為陣發性間歇性隱痛，以後逐漸加重且持續時間也逐漸變長而持久。這種疼痛雖可以忍受，但不容易緩解，即使短時緩解後也會再度出現。據調查統計表明，約87％的胃癌早期病人有這種症狀。

**(三)食欲差，消化不良，返酸，噯氣：**病人通常找不到任何誘因而食欲不振甚至連自己平時愛吃的食物也不感興趣。不論怎樣調整膳食食物的品種花樣和色、香、味、形，均無明顯效果，或食欲略有改善但隨之即失。有的人還伴有返酸、噯氣和消化不良，少數病人可以有噁心和嘔吐。這些表現與炎症或潰瘍病的症狀有些相似，容易被忽略或誤診。據調查統計，大約有60%的胃癌早期病人有此類症狀。

**(四)大便隱血或黑便：**據調查統計表明，約50%的胃癌早期病人大便隱血陽性或黑便，出血量減少時往往不容易發現。特別是對患有潰瘍病的病人有時即使被查出，也常常容易被誤認為潰瘍出血。因此應特別警惕。

**(五)乏力、消瘦、體力下降：**據調查統計，約50%的胃癌早期病人感到全身乏力、消瘦、體力下降，有的病人可在2至3個月內體重下降3至5公斤。

**(六)患有胃炎或潰瘍病的病人腹痛規律發生改變：**凡患有胃炎或潰瘍病的病人，一般腹痛往往有一定的規律性，或空腹痛或飯後痛等。如果近期內病人腹痛變緩或變得無規律，或原來比較有效的藥物治療效果變得不明顯，應提高警惕，及時檢查。

胃癌早期病人往往很少有體征的改變，千萬不要因為沒有出現體征就不予以重視，應隨時注意上述胃癌早期的症狀。一旦病人出現腹上區持續性痛、噁心和嘔吐等梗阻症狀，以及腹上區質硬腫塊，則病程已進入晚期。

## 二、食管癌

食管癌就是食管粘膜上皮細胞在致癌因素的作用下，逐漸增生並迅速增長而形成的惡性腫瘤。食管癌是中國比較常見和多發的一種惡性腫瘤，北方幾省尤為多見。早在秦漢時期，我國就對食管癌有比較明確的描述，當時稱食管癌為「噎嗝」，認為「多飲滾酒，多成嗝症」，「為年高者有之」。國外醫書在西元2世紀即有「新生物能部分或完全阻塞食管」的記載。一七四五年食管惡性梗阻病人的症狀已被祥細描述。

食管癌的發生是一個連續發展的過程，在致癌因數的常期作用下，先是正常食管上皮細胞增生，繼而發展為重度增生，然後是無限制的迅速增生，最後演變為食管癌。食管癌的好發部位為食管中段，約佔食管癌病人的55％至60％；其次為下段，約佔25％至35％；上段最少，約佔10％至20％。

食管癌的早期症狀多不典型，不少病人不知道自己已患了食管癌，等到出現典型症狀，如進行性吞咽困難，食物返流等時，病情實際上已發展到中期或晚期，因此極不利於早期手術治療。近二十年來，國內外對食管癌高發區的早期食管癌病例進行了許多研究，發現約90%的食管癌病人早期階段有不同程度的症狀和其他臨床表現，而且一般都出現在吞咽的時候。病人可根據這些症狀和表現引起警覺，做到早發現、早診斷、早治療。這些症狀和表現是：

**(一) 咽下食物時有梗阻感覺：**病人在進食時突然出現梗噎感覺，即咽下食物時食管內像有氣體阻擋一樣，感覺憋氣或噎氣。一般常因大口吞咽烙餅、幹饃、乾飯和紅薯等食物和其他不易嚼細的肉食而引起，並與情緒波動有關，故病人常與生氣聯繫在一起。這些症狀和表現初期可能不治而自行消失，但經數日或數周甚至數月後可再度出現。以後症狀出現的頻度和梗噎的程度將日漸加重，但病人多能清楚的記憶起第一次梗噎出現的時間。這種症狀並不是食管癌機械作用的結果，而是因為癌生長突出於食道的粘膜面，其突出部分受咽下食物的刺激而激惹食道壁，使食管發生痙攣，從而產生咽下食物時的梗噎感覺。食管癌初期因病變尚小，或因病人逐漸適應此種刺激，或因病人注意飲食調節，梗噎感覺可暫時緩解，症狀可暫時自行消失。但由於癌實際上並未消失並且還在繼續發展，症狀還會重新出現並日趨加重。因此，病人在第一次出現梗噎感覺時應立即毫不猶豫的到醫院檢查，以達到「三早」的目的。

**(二)胸骨後疼痛或咽下痛**：食管癌初期，病人在進食時常感覺胸骨後痛，疼痛可呈燒灼、針刺或牽扯摩擦樣，部位明確而具體，疼痛程度與咽下食物的性質有關。當咽下的食物粗糙、過熱、刺激性強或咀嚼不細時，疼痛較重；咽下流質、半流質、溫熱或咀嚼較細時的食物時，疼痛則較輕。一般在咽下頭幾口食物時疼痛較明顯，以後逐漸減輕，可間斷出現，用藥物治療後可以短期緩解，但經常反復出現。其發生原因是：在食管癌初期，食管粘膜表面可有糜爛或表淺潰瘍，咽下的食物刺激已糜爛和潰瘍的部位而引起疼痛。病人若發現咽下食物時感覺胸骨後疼痛應立即去醫院檢查，以免延誤診斷和治療。

**(三)食管內異物感覺**：在食管癌初期，由於癌生長，病變部位的食道粘膜充血腫脹，使食道下神經叢對刺激的感覺閾值降低，敏感性增加，病人常感覺好象是某次咽下粗糙食物時將食管擦傷，或懷疑某種異物存留於食管內，即使不做下咽動作，也經常感到食管內有異物，仿佛有一種類似飯粒或蔬菜碎片粘附在食管壁上，咽又咽不下，吐又吐不出的不適感，但不疼痛。這種食管內異物感的部位恰好與癌發牛的部位一致。隨着病情的發展，可出現咽下食物時的梗噎感覺和疼痛感覺。病人一旦有這種感覺，應及早去醫院檢查。

**(四)食物通過緩慢並有滯留感**：食管癌早期，由於癌生長，食管壁會出現微小而彌漫性的痙攣或僵硬現象，舒張度變差，或在食管壁粘膜發生彌漫性炎症。當咽下食物時，病人感到食管壁好象有一種粘滯力或阻力，使食物咽下緩慢並產生停滯感覺。食物許許頓挫下行，甚至飲水時也有類似感覺。發生部位以食管上段及中段比較常見。一般在吞咽食物時發生，飯後即消失。此種感覺在開始時較輕，以後逐漸加重。在早期隱伏型食管癌病人中，此種症狀比較常見，應予以高度警惕。

**(五)咽喉部乾燥與緊縮感**：食管壁發生癌變時，食管的正常蠕動受到影響，並反射性地引起咽食管擴約肌收縮，產生一種異常感覺。病人會感到頸部發緊，咽喉部乾燥，咽下食物不暢快並伴有疼痛感覺。有此感覺者應及時去醫院檢查，以期早日確診。

**(六)腹上區或劍突下疼痛**：由於食管癌的發生干擾了食管的正常運動功能，食管的運動變得不協調，噴門部擴約肌甚至發生比較劇烈的痙攣性收縮以致引起腹上區或劍突下疼痛。疼痛為燒灼樣刺痛，或持續性隱痛，伴有燒心感或飽脹感多在咽下食物時出現，進食後減輕或消失，一般不伴反酸。疼痛部位與癌變部位往往不一致。當發現此種症狀時亦應及時去醫院檢查。

**(七)胸骨後悶脹不適：**食管癌發生後，病人往往感覺胸部不適，好歎息。這種不適的確切部位往往難以確定。也有少數病人感覺背沈，胸骨後有疼痛感並向右胸部放散，有噯氣等。一旦出現，應提高警惕。和其疾病的早期一樣，大多數食管癌早期病人都可能具有一定的早期症狀或臨床表現。或產生某種預感。這可以是一種症狀的感覺，也可以是多種症狀或感覺。這些症狀或感覺初期並不嚴重，若隱若現，似有似無，不注意往往被忽略，細分析又往往較明確。食管癌病變發展到一定程度時，就會出現一系列與吞咽障礙有關的典型症狀，並持續存在，越來越明顯，診斷並不困難，但已屬中、晚期。因此，不管是一種或多種臨床症狀或感覺，一旦被發現應立即去醫院檢查，爭取早發現早手術治療。否則，待典型症狀出現後再去醫治就診，此時往往已到食管癌的中期或晚期，對治療及預後非常不利。

# 三、治療原則

美國癌症治療中心的營養專家指出：低葡萄糖、鈉、脂肪和富含鉀、維生素、纖維無機物是最現代化的對癌作戰武器。

營養專家認為：大約40%的癌症患者實際上死於營養不良，而不是死於癌症和治療，營養是癌症難以制服的敵人，可是在很多病例中卻被醫生和病人忽視了，如果飲食得當，50%至90%的癌症是可以預防的，沒有經過化合的食物對人體抵抗所有危險的疾病都有好處，專家指出：1/3的瘦肉和2/3的非加工蔬菜、水果、穀物、堅果、種子和豆類，這類遠古時代人類祖先的飲食，將幫助我們抗癌，改進生命的質量。為此，專家指出：

(一)癌與葡萄糖有緣。不要單獨食用甜食，以減少血液對糖的吸收。

(二)減少鈉的吸收，增加鉀的吸收(香蕉、水果、蔬菜和豆類以及所有的谷類都富含鉀)。

(三)多吃蔬菜。它是對癌作戰物質最豐富的天然貯藏所。

(四)食用低脂肪食物。這種食物容易消化，並能減少病人對化學療法的反應。

# 四、辨症施功

**1. 排除病氣功。**人體得病是由於正氣衰，邪氣才能乘虛而入，正氣充足的人是不易得病的，因為外因必須通過內因才能起作用，而氣功本身是通過思維資訊、語言資訊等一定方式達到陪補元氣、排除病邪，使人體恢復正常的。

患者以站、坐、臥三種姿勢均可，全身放鬆，呼吸自然，微閉雙眼，排除雜念，進入安靜狀態，雙手互相搓熱，用雙手掌在前胸、後背部輕輕拍打，並加意念疏通胸背部經絡，由胸至腹，由上至下、由左至右再由右至左，反復拍打，全身放鬆再入靜片刻，先默想太陽勾通資訊後，想太陽的一束白光，自頭頂百會穴進入，沿頭顱內旋轉清洗全頭部，然後經頸部進入前胸，將胃及食管部之病氣徹底清洗乾淨。通過小腹向下自兩足心之湧泉穴排出體外，可反復排10至20次，每次1至2分鐘(見圖1、2、3、4)。

**2. 資訊刮痧功。**坐式、臥式均可。解開衣服先刮後背正中脊椎部位，由頸椎往下直刮至腰下骨盆，再刮脊椎旁開一寸半膀胱經，自肩胛內側刮至腰部，脊椎兩旁膀胱經都要刮，背部膀胱經兩側，臟腑俞血較多如：肺俞、心俞、肝俞、腎俞等。刮拭經脈穴位，

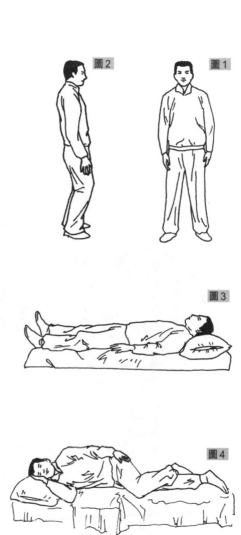

圖1

圖2

圖3

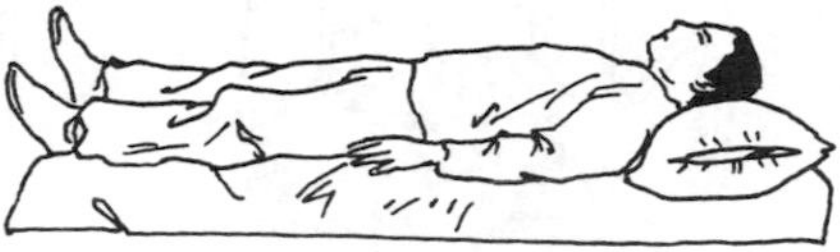

圖4

產生神經反射，可舒經活絡，平衡氣血，使背部俞血肌肉鬆弛，毛孔開放，排出病邪。經常刮脊柱刺激脊神經，可提高免疫功能，增加機體抗病能力。

刮胸部從頸部刮至中脘，由上往下刮，再從中間往兩邊刮至兩肋，然後用氣功掌在胸部順時針轉3至5分鐘，再把氣功掌背面貼在腫瘤部位，配合意念用手向外抓十幾次氣摔掉，邊摔邊想腫瘤脫落、縮小、消失。最後再輕刮腫瘤部位，意念腫瘤消失。

刮拭次數，應每天刮拭一次，直至痊癒為止。

刮拭工具：氣功掌**（見圖5）**

氣功掌刮痧是通過發功器氣化的專用刮痧工具書，經本人試用它比銅錢、水牛角等刮痧效果更為顯著，具有傳統刮痧和氣功外氣的特點，所以它刮痧治病的療效奇特。

圖5

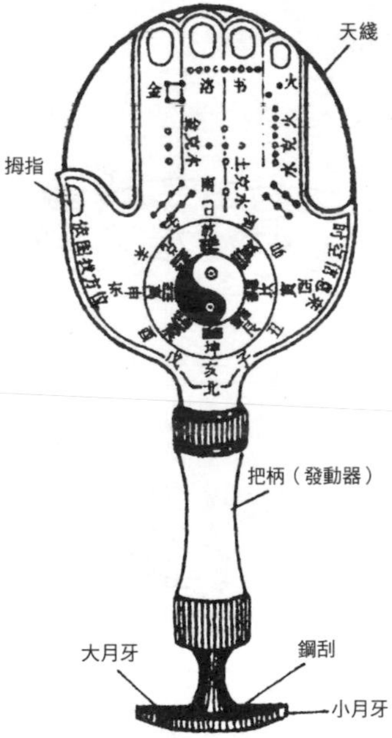

刮拭前在被刮部位塗抹「活血解毒油」除毛髮部位外，其餘部位均需一邊塗油一邊刮拭。

刮拭，手持氣功掌，用銅半月刮凸面順次向一個方向刮拭(不可往返刮拭)，按血液迴圈方向由內而外，由上而下順次刮拭，以達舒經活絡。刮時用力要勻，適中。在同一經脈上要刮至斑點(痧)出現後再刮拭其他部位。刮拭十幾下後在穴位範圍或經絡線上，凡病源處，皮膚表面呈現青紅或紫紅色斑點，病重則呈現累塊、青黑紫塊，並有痛感。無病痛之處，則無反應。每次刮拭時，根據患者身體狀況，因人而異，先輕後重，每次刮拭時間宜長不宜短。治療以15分鐘為宜。

刮拭注意事項：

(一)每次刮拭完後，喝一杯溫開水，可加強新陳代謝，效果顯著。

(二)刮拭當中，不要在有風的地方或對著電扇刮，刮後不要洗冷水澡。

(三)刮拭時不要將皮膚刮破，刮破易感染。

(四)每次刮拭完要用紙將皮膚上所塗之油擦淨，並用酒精棉對氣功掌銅半月板消毒。

# 血液中高血脂病的自然療法

高血脂病是指人體內脂質代謝紊亂，導致血脂增高，並由此而引發一系列臨床表現的病症。隨着醫學科學技術的不斷發展，高脂血症也有了新的概念，高脂蛋白血症。高脂蛋白血症即血液中的一種或幾種脂蛋白的升高。現代研究證明，人體中的各種脂質成分很難溶於水，因此也很難溶於血液中。所以，血脂在血液中是以脂蛋白的形式存在的，如膽固醇、甘油三脂、磷脂等，必須與某些特異性的蛋白質結合成所謂的「脂蛋白」分子，才能在血液中迴圈運轉。實際上脂蛋白升高就是血脂水平的升高。因此，高脂血症也可以認為是高脂蛋白血症，是兩種不同的提法而已。

血脂主要由膽固醇、膽固醇酯、甘油三脂、磷脂以及游離脂肪酸等組成。這些物質可以從食物中攝取後經體內加工而得，也可以利用其他物質在體內自行合成。雖然血液中脂質含量與全身脂類物質相比所佔比例很小，但卻是人體必須的物質，它運行於人體各組織之間有着十分重要的生理功能。如果由於某種原因引起血中脂質含量過高或過低都會給身體健康帶來不利影響。人體中的脂類主要分兩大類。一是脂肪，主要含有甘油三脂，是人體內主要熱能來源；另一類是類脂，除少部分磷脂、糖脂外主要是膽固醇，約佔體重的5%，是組成生物膜的基本成分，有重要的生理功能。膽固醇分佈於人體的各組織器官中，健康成人體內含膽固醇約140克(體重70千克)，其中25%分佈在腦、及神經組織中，約佔腦重量的2%；肝、腎、腸等內臟及皮膚中含量佔組織重量的0.2%至0.5%；肌肉中含膽固醇最低，佔0.1%至0.2%；腎上腺、卵巢等內分泌腺含量較高可達1%至5%；血液中膽固醇含量約佔體內總膽固醇的8%。體內各組織中膽固醇含量比較穩定。如果膽固醇代謝發生障礙可引起血清膽固醇升高，是形成動脈粥樣硬化的一種危險因素。研究發現，人體心腦血管病、周圍血管病以及膽石症等許多疾病都與高膽固醇血症有着密切關係。

由於膽固醇及其衍生物在性質上與甘油三脂相似，不溶於水，因此也極難溶於血液中。所以膽固醇在血液中是以脂蛋白的形式存在的。膽固醇、甘油三脂、磷脂等必須與某些特異性的蛋白質結合形成「脂蛋白」，如高密度脂蛋白膽固醇(HDL-C)、低密度脂蛋白膽固醇(LDL-C)、極低密度脂蛋白膽固醇(VLDL-C)等，才能在血液中迴圈、運轉和代謝。我們平時所說的低密度膽固醇，實際是指低密度脂蛋白(LDL)中的膽固醇。通過檢測低密度脂蛋白膽固醇，可直接反應出低密度脂蛋白的含量。低密度脂蛋白是由中間密度脂蛋白在肝臟內轉化而來，肝臟內可直接合成、分泌少量的低密度脂蛋白。它的主要功能是將膽固醇轉化到肝外組織細胞，以滿足機體對膽固醇的需要。

現有研究證明，動脈粥樣硬化斑塊中的膽固醇來自血液迴圈中的低密度脂蛋白膽固醇，經過養化後更具有較強的致動脈粥樣硬化作用。低密度脂蛋白顆粒相對較小，且富含膽固醇脂和載脂蛋白B，能很快穿過動脈管壁，在血漿中低密度脂蛋白的濃度增高時，過多的低密度脂蛋白膽固醇聚集在動脈管壁上，最終導致動脈粥樣硬化的形成。

高密度脂蛋白膽固醇(HDL-C)，即 高密度脂蛋白中的膽固醇。通過檢測 高密度脂蛋白膽固醇可直接反應血漿中 高密度脂蛋白的多少。高密度脂蛋白(HDL)有分HDL2和HDL3兩個亞型。

高密度脂蛋白(HDL)主要由肝臟和小腸合成，是脂蛋白中體積最小的一種脂蛋白。高密度脂蛋白可以使血漿中的膽固醇轉移到肝臟，部分膽固醇轉化為膽汁酸而排出體外。高密度脂蛋白由於棵粒較小、結構緻密能自由進出動脈壁細胞，故可清除積存於動脈血管壁內的膽固醇而又不向組織釋放膽固醇。所以，高密度脂蛋白具有將組織中膽固醇轉移出來的功能，故被認為是動脈粥樣硬化的「保護因數」。因此，高密度脂蛋白膽固醇被認為是好的膽固醇。現代科學研究也證實高密度脂蛋白含量每降低0.026毫摩/升，冠心病的發病機會就會增加2%至3%。冠心病患者中，有40%膽固醇水平並不高，而高密度脂蛋白卻大大低於正常人。可見高密度脂蛋白膽固醇濃度上升對人體是有益的。

人體中膽固醇主要來源有兩個，一是內源性，二是外源性。內源性膽固醇主要是機體自身合成。人體除腦組織及成熟紅細胞外，幾乎全身各組織都能合成膽固醇，其中70%至80%在肝臟合成，10%由小腸合成。人體每天可以合成膽固醇1克至1.5克。外源性膽固醇是由食物吸收而來。食物性膽固醇主要來源於動物性食物，以腦、蛋黃、奶油及內臟中含量最高。人體每日可以從食物中攝取膽固醇約0.3克至0.5克。食物膽固醇多為游離型，僅10%至15%為膽固醇脂。人體膽固醇在不斷生成的同時，也不斷的從體內排出，從而避免過量的膽固醇在體內蓄積對機體造成危害。膽固醇除構成細胞膜和參與脂蛋白合成外，主要的代謝去路是轉化成膽汁酸和具有生理功能的類固醇物質。

膽固醇在肝臟轉化成膽汁酸是體內膽固醇主要去路。正常人每日合成的膽固醇約40%

在肝臟內轉化成膽汁酸，隨膽汁排入腸道，並在脂類的消化和吸收的過程中起着重要作用。但是，肝臟產生的膽汁酸遠遠不能滿足機體的生理需要。因為人每日消化脂類需要12克至32克膽汁酸。所以，肝臟排入腸道的膽汁液在脂類的消化和吸收的同時大部分又變成結合型膽汁液通過小腸門靜脈回吸收到肝，經肝臟處理後與肝臟分泌的膽汁一起經過膽管又被重新排入小腸繼續發揮消化吸收脂類作用。這就是膽汁酸的「肝腸迴圈」。人體每日要進行這樣的肝腸迴圈達6至12次，每次排入腸道的膽汁酸約95%以上又被重新吸收再利用，僅有小部分隨糞便排出體外。所以說，膽汁酸的這條排泄途徑不僅為了排出體內的膽固醇，更加重要的是為了幫助機體的吸收所必需的營養物質。

膽固醇的另一種排泄途徑是在體內轉化為具有重要生理功能的類固醇激素。比如在腎上腺皮質可合成醛固酮，有調節人體水鹽代謝的生理作用；還能合成一種主要調節糖、蛋白質和脂肪代謝的激素叫糖皮質激素。另外，在睾丸可以直接以膽固醇為原料合成雄激素睾丸酮，在卵巢和胎盤可合成孕激素和雌激素等。這些激素在體內均發揮着重要的生理作用。它們90%在肝臟代謝滅活，由腎臟排出體外。

甘油三脂的化學名稱又叫三脂酰甘油，是甘油的三個羥基和三個脂肪酸分子脱水縮合後形成的脂。人類每日攝入的糖類、蛋白質和脂肪三大營養素中，脂肪是主要的熱能來源。脂肪進入人體後在十二指腸下部和空腸上部被分解為甘油和脂肪酸，然後吸收入血液，在肝臟和腸結膜合成甘油三脂。甘油三脂再通過血液迴圈廣泛分佈於人體各組織器官及體液中，脂肪組織中貯存的甘油三脂最多，可佔總量的98％以上，是人體內含量最多的脂類，也是貯存能量的一種主要形式。人體內的脂肪含量受營養狀況和活動量等因素的影響，如營養不良可使體內脂肪不斷減少逐漸消瘦，反之，如果營養過剩則可使人體脂肪含量不斷增加人體逐漸肥胖。

血漿脂類都與蛋白質結合，以脂蛋白的形式迴圈於血液中，其中游離脂肪酸與白蛋白結合，其餘脂類都與球蛋白結合成為水溶性脂蛋白。由於各種脂蛋白的脂質和蛋白質結構不盡相同，故將血漿脂蛋白分為5類：乳糜微粒(CM)；極低密度脂蛋白(VLDL)；中間密度脂蛋白(IDL)；低密度脂蛋白(LDL)；高密度脂蛋白(HDL)又分為兩個亞型、即高密度脂蛋白(HDL2)和高密度脂蛋白(HDL3)。這5類脂蛋白的密度是依次相加的，而棵粒卻是依次變小的。血漿脂蛋白的變化與血脂水平的變化關係密切，不僅是臨床分型上具有重要價值，而且對高血脂症及其並發症的防治同樣具有重要意義。

血漿脂蛋白中的蛋白質部分稱為載脂蛋白，是脂蛋白表面的一類蛋白質，因其與脂類運輸和代謝有着密切的關係，故名載脂蛋白 (AP0)。

目前認為，脂蛋白代謝異常主要於所含的載脂蛋白的種類和量有關。已知脂蛋白含有十八種載脂蛋白，其中主要有載脂蛋白A (APOA)、載脂蛋白B (APOB)、載脂蛋白C (APOC)、載脂蛋白D (APOD)、載脂蛋白E (APOE) 等五種。載脂蛋白不僅是脂類運輸的工具，還有以下功能：一、維持脂蛋白的結構，在脂蛋白的形成、相互轉化及分解過程中起着重要作用。二、調節脂蛋白轉化關鍵酶的活性，以控制脂蛋白的代謝。三、可作為配基與相應受體結合以利於脂質被細胞攝取利用。

載脂蛋白的種類不同，其生理功能和代謝途徑亦不盡相同。載脂蛋白A族是高密度脂蛋白 (HDL) 中最主要的載脂蛋白，在維持高密度脂蛋白結構的完整性，促進膽固醇的分解代謝和轉運防止動脈硬化以及周圍組織中膽固醇的沉積具有重要意義。所以，有人在研究冠心病時發現，載脂蛋白A水平的降低較高密度脂蛋白的升高更為重要，是預測冠心病的指標。載脂蛋白B與合成、裝配和分泌極低密度脂蛋白 (VLDL) 關係密切，可參與低密度脂蛋白 (LDL) 與動脈粥樣斑塊的結合，所以與冠心病發病率呈正相關。因此，載脂蛋白B的升高也是預測冠心病的良好指標。

人體血漿中脂蛋白的含量受民族、年齡、性別、生活習慣等多種因素的影響，甚至差異顯著，其中年齡和生活習慣最為重要。

**(一) 年齡和性別**：血漿中極低密度脂蛋白(VLDL)的含量隨年齡的增長而增多，男性在40至50歲之間最高，女性在45至65最高。不論男女，在超過上述最高年齡後，血漿脂蛋白的含量逐漸下降。

**(二) 飲食習慣**：飲食習慣的不同對血漿中乳糜微粒(CM)、極低密度脂蛋白(VLDL)和低密度脂蛋白(LDL)影響較大，而對高密度脂蛋白(HDL)影響較小。

**食物總熱量**：高熱能飲食超過體內消耗則可轉化為脂肪儲存，使內源性甘油三脂增加，血漿極低密度脂蛋白，低密度脂蛋白升高。

**脂類飲食**：一般認為動物性脂肪含飽和脂肪酸較多，並有一定的膽固醇，可使低密度脂蛋白減少，並含有能阻止膽固醇吸收的B-穀固醇。

**糖　類**：高糖飲食可使體內甘油三脂增多，是愛吃甜食物的人為甚麼會發胖的原因。一般認為，單糖和雙糖升高內源性甘油三脂的作用要比多糖明顯。因為，多糖中的果膠和纖維素有降低血脂作用，其中纖維素可促進腸道細菌繁殖，將膽固醇降解為類固醇隨大便排出，並抑制膽酸的重吸收，促進膽固醇轉變為膽酸，從而降低血漿膽固醇。

酒　類：大量飲酒可使血漿極低密度脂蛋白增多，因酒精可啟動脂肪組織中的脂肪酶，促進脂肪分解代謝。另外，酒精還可影響脂肪酸的氧化，增加甘油三脂的合成，抑制血漿極低密度脂蛋白的清除。但少量飲酒也可使高密度脂蛋白增高，有防止動脈粥樣硬化的作用。

吸　煙：如果吸煙每日超過20支，血漿膽固醇和甘油三脂水平均可增高，而高密度脂蛋白反而降低，如果同時飲酒，上述作用更明顯。

(三)激素類：脂肪在代謝過程中受到多種激素的調節和影響。比如，胰島素可促進蛋白的合成，抑制脂肪組織的分解代謝，使肝臟合成甘油三脂減少，血漿極低密度脂蛋白含量下降。性激素中，雌激素可使高密度脂蛋白膽固醇增高，總膽固醇和低密度脂蛋白膽固醇下降，故生育年齡的婦女比同年齡的男性冠心病發病率低得多。而雄激素的作用在許多方面卻與雌激素相反。另外，還有甲狀腺素、糖皮質激素均對血漿脂蛋白的含量起着不同的作用。人體血漿脂蛋白含量還受著季節、藥物、精神情緒和其他多種疾病影響。

## 二、高脂血症分型

由於各種脂類代謝過程不同，故高脂血症的產生機制和血中脂蛋白的波動情況有很大差別，其分型便於指導高脂血症的防治。常用的分類方法有以下三種：

**1. 按病因分型：**即按高脂血症的發病原因，分為原發性和繼發性。原發性高脂血症指無其他病因，可能是由於遺傳缺陷或後天飲食習慣、生活方式、自然環境等因素所致的高脂血症。如脂肪酶缺乏引起的家族性高膽固醇（TC）血症、低密度脂蛋白受體缺乏引起的家族性高甘油三脂（TG）血症、普通（多基因）高膽固醇（TC）血症、載脂蛋白異常症、單純性肥胖症等，均屬於原發性高脂血症。繼發性高脂血症是由明確的基礎疾病引起，如甲狀腺素功能低下、腎病綜合征、淋巴瘤、糖尿病、酒精中毒等疾病並發的高脂血症。

**2. 按世界衛生組織(WHO)規定分型：**世界衛生組織要求，除測定血脂指標外，還需測定空腹血清的脂蛋白電泳圖譜，觀察其混濁程度分為5型；

**(1型)：**乳糜微粒(CM)生高，甘油三脂(TG)顯著升高，膽固醇(TC)輕度升高，極低密度脂蛋白膽固醇(VLDL--C)正常。

**(2型A)：**膽固醇5.7毫摩/升，低密度脂蛋白膽固醇(LDL--C)正常。

**(2型B)：**除膽固醇(TC)，低密度脂蛋白膽固醇(LDL--C)升高外，尚有低密度脂蛋白膽固醇(VLDL--C)升高。

**(3型)：**膽固醇(TC)、甘油三脂(TG)均升高。TC/TG=1，(VLDL--C)大於0，3有上浮B脂蛋白。

**(4型)：**甘油三脂(TG)大於1.69毫摩/升，膽固醇(TC)正常。

**(5型)：**乳糜微粒(CM)生高，極低密度脂蛋白膽固醇(VLDL--C)／甘油三脂

(TG)小於0.3，無上浮B脂蛋白。5型中，以2型A、2型B、和4型最為常見，而一型者罕見。

**3. 中華心血管病雜誌，編委會血脂異常防治對策專題組，把高脂血症分為4型：**

(一)高膽固醇血症：血清膽固醇水平增高。

(二)混合型高脂血症：血清膽固醇(TC)、甘油三脂(TG)水平均升高。

(三)高甘油三脂血症：血清甘油三脂(TG)水平增高。

(四)低高密度脂蛋白膽固醇(HDL-C)血症：血清中高密度脂蛋白膽固醇水平減低。

單純高脂血症臨床上無明顯症狀，少數患者可出現頭暈、胸悶、心悸、倦怠、失眠、健忘等症狀。許多患者多在健康查體做血脂分析時發現高脂血症。由於本病發病緩慢，且在不知不覺中逐漸加重，除少數特殊病歷外，多帶有隱匿性，而且容易和其他疾病症狀相混淆，有的甚至出現了糖尿病、冠心病、腦中風、脂肪肝等並發症後才做血脂分析而確診本病。所以有人形容高血脂症是「無聲的殺手」。

不同類型的高血脂症可有其特殊症狀，如1型高血脂症又稱乳糜微粒血症，由於蛋白質酶的先天確陷，外源性甘油三脂不能被水解，致大量乳糜微粒堆積於血中，故本病在少年時期就可在肘、背、和臂部見到皮疹樣的黃色瘤，並可出現肝脾腫大、視網膜病變等。2型高血脂症可在眼瞼部出現黃色瘤，有的患者40歲前眼角膜上可出現典型的老年環。3型高血脂症30至40歲時常在掌部出現扁平黃色瘤。4型高血脂症的典型臨床表現為肌腱黃色瘤、皮下結節狀黃色瘤、皮疹樣黃色瘤及眼瞼黃色斑瘤、視網膜脂血症等。而5高脂血症常以肝脾腫大，腹痛伴胰腺炎發作為主要臨床表現。

肥胖除生理或病理因素外，主要是由於機體內攝取脂肪過多，運動消耗太少導致的脂肪組織蓄積過多的狀態。一般認為超過標準體重的10％為超重，超過20％為肥胖，超過30％為中度肥胖，超過50％為重度肥胖。但多數學者認為主要以體重指數〔體重指數＝體重(公斤)／身高(米2)〕作為衡量肥胖的標準，如果男性等於或大於24，女性等於或大於26時即為肥胖。一般情況下肥胖者的並發症，除高血壓、糖尿病、冠心病外，常並發高血脂症。

不論甚麼原因引起的肥胖，都是體內脂肪組織的過度增多所致，脂肪組織雖然是人體能量的主要來原之一，但其中含有8％的甘油三脂。雖然肥胖者有時血脂分析暫時並無異常改變，但過度肥胖久了常常會導致脂質代謝紊亂。

高脂血症分為：原發性高脂血症和繼發性高脂血症。由於病因不同，臨床表現形式也多種多樣。繼發性高脂血症，多繼發於其他疾病而引起的脂質代謝紊亂，多無身體胖瘦的限定。原發性高脂血症患者，最多見的還是形體偏胖者，其次是形體不胖不瘦者。但瘦人患高脂血症者也並不少見。因高脂血症與人體並無必然的聯繫。臨床觀察，瘦人高脂血症的特點是低密度脂蛋白膽固醇(LDL-C)輕度升高，而且多合併有高密度脂蛋白膽固醇(HDL-C)低於正常水平。這類病人易患動脈粥樣硬化症，常伴發心腦血管疾病。所以說，瘦人同樣可以患高脂血症。老年人常患有高脂血症，且與其他老年性疾病如動脈粥樣硬化、冠心病、糖尿病等關係密切。據美國的一些資料顯示，總膽固醇和甘油三脂水平隨年齡的增長而上升。國內文獻報道，人到老年期大於60歲總膽固醇、甘油三脂、低密度脂蛋白膽固醇、載脂蛋白B都明顯高於中青年，而在80歲以後開始下降。不同血脂成分隨年齡的變化，也顯現老年人抗動脈粥樣硬化能力明顯較青年人低。另外，血脂隨年齡的變化尚存在性別的差異，50歲以前男性總膽固醇、甘油三脂水平均高於女性，50歲以後女性常常超過男性的平均水平，這可能與女性絕經前後體內雌激素水平的變化有關。

血脂水平隨年齡的增長而增高的主要原因有：一、老年人對脂質代謝能力降低；老年人對膽固醇的合成、降解和轉運能力均降低。55歲以前血中膽固醇因年齡的增加而增高，而在60至70歲時則逐漸降低。有人用14碳標記的醋酸滲入膽固醇的方法進行動物實驗表明，動物隨年齡的增加其肝臟合成膽固醇及肝細胞內線粒體氧化14碳膽固醇的能力減低；總膽固醇的轉換率亦減低。二、對糖耐量減低：隨着年齡的增長糖耐量減低，非胰島素依賴型糖尿病發病增加，體內的糖代謝紊亂可導致老年人甘油三脂及低密度脂蛋白水平升高。

以上是血脂水平隨年齡增長而增高的一般規律。但是，這些規律是可以改變的。據報道，對8642例男性農民的血脂堅測發現，30至60歲總膽固醇水平為2.26毫摩/升左右。在這些總膽固醇水平較低的人群中，高密度脂蛋白膽固醇也相應偏低，但總膽固醇與高密度脂蛋白膽固醇的比值保持在3.0左右。這一現象給我們一個有益的啟發，這就是血脂隨年齡的升高並不是不可抗拒的規律，在很大程度上和生活條件的好壞與體力勞動量的大小有很大關係。所以說，科學的調整生活方式，可以避免或減輕老年人血脂水平的升高現象。

無論甚麼酒，都含有酒精，對肝臟代謝都會產生一定影響。有人給實驗大鼠注入適量酒精，結果肝臟合成及向血中釋放高密度脂蛋白增加。但一次注入大量的酒精，則高密度脂蛋白合成減少，血清極低密度脂蛋白膽固醇增加。有人觀察飲酒者，偶爾飲酒未見高密度脂蛋白有明顯增加，但經常習慣性飲酒者則可引起血清中的高密度脂蛋白水平升高，且無性別差異。也有人給34例絕經期前婦女，每日飲酒30毫升，三個月後，與對照組比較，血清高密度脂蛋白升高10％，低密度脂蛋白膽固醇下降8％。另有人報道，血清高密度脂蛋白水平與飲酒量呈正相關，中度飲酒與不飲酒或少量飲酒者相比，血清高密度脂蛋白水平可升高6％，若每日飲酒量超過45毫升，血清高密度脂蛋白水平可升高15％。關於飲酒可升高高密度脂蛋白水平的機制，可能是酒精影響了促進高密度脂蛋白在肝臟合成和代謝為的活性有關。

以上資料可以看出，少量飲酒可使高密度脂蛋白升高，有利於動脈粥樣硬化的預防，故有人建議，每日飲用少量的白酒或葡萄酒，但值得注意的是，飲酒能血清高密度脂蛋白升高的同時，也可使。酒精除提供更多的熱能外，還樂刺激脂肪組織釋放脂肪酸，使肝臟合成甘油三脂的前體極低密度脂蛋白及乳糜微粒從血中清除減慢，導致血清甘油三脂升高。若飲酒時同時攝入過量的脂肪，則血清甘油三脂升高更為明顯。所以，常期大量的酗酒，可使血清甘油三脂升高，體重增加，從而使高甘油三脂血症患者的血清甘油三脂水平更進一步升高。所以說，對高甘油三脂血症患者應該限制飲酒或不飲酒。

權衡飲酒對血脂的利弊，通常認為小量飲酒可能無害，至於每日飲酒多少為宜，目前尚無統一標準。現一般認為，每日攝入酒精20毫升至30毫升(或白酒不超過50毫升)為宜，多數人認為葡萄酒對冠心病有保護作用，而烈性酒則對人體危害最大。

統計顯示，中國每年死於心腦血管病者達二千萬人以上，佔病死人數的40％，居各類死亡原因之首，被稱為危害人類生命和健康的「第一殺手」。高脂血症最嚴重後果是導致動脈粥樣硬化，損害心腦血管導致冠心病、高血壓病、心肌梗死、腦梗死、腦萎縮等嚴重疾病。據流行病學統計表明，中國因心臟病死亡人數中冠心病佔10％至20％；發達國家冠心病死亡率超過癌症的死亡率，60至70歲的老年人中，高血壓患病率已超過20％，70歲以上超過50％。高脂血症引起的心腦血管疾病是人類高患病率、高致殘率、高死亡率的主要「殺手」。

另外，還有一點值得注意的是，血脂的高低對男女的影響並不完全一樣。大量研究資料表明，女性對膽固醇的耐受性要遠遠較男性好，而男性對甘油三脂的耐受性要比女性好。就是說，90%的甘油三脂升高的女性都可能發生冠心病，而男性膽固醇升高則是冠心病發生的最危害的因素。

研究發現，人體周圍組織包括動脈壁和細胞表面存在着數以萬計的脂蛋白受體，他們專門接受某些脂蛋白到細胞內部進行代謝，代謝後所產生的膽固醇便留在細胞內作為細胞合成的原料儲存起來。一旦膽固醇儲存過多，脂蛋白受體便會自動拒絕接受外來的脂蛋白，以維持其代謝平衡。如因先天缺陷或後天飲食失調，血中脂蛋白含量增加，隨着年齡的增長逐漸使動脈壁細胞功能降低和衰退，脂肪沉積，細胞破裂產生動脈粥樣斑塊。在動脈硬化形成過程中，各類脂蛋白發揮着不同的作用。乳糜微粒(CM)主要功能是運輸外原性甘油三脂，由於乳糜微粒顆粒較大一般不能進入動脈管壁，故對動脈粥樣硬化影響不大。極低密度脂蛋白(VLDL)的主要生理功能是運輸肝臟中合成的內原性，由於極低密度脂蛋白攜帶膽固醇相對較少，且棵粒相對較大，故不易透過動脈內膜。因此，正常的極低密度脂蛋白一般沒有致動脈粥樣硬化的作用。但是，由於極低密度脂蛋白中甘油三脂佔50%至70%，膽固醇佔8%至12%所以極低密度脂蛋白增高，血漿中除甘油三脂升高外，膽固醇也會升高。

人體中每種脂蛋白都攜帶一定量的膽固醇，但攜帶膽固醇最多的是低密度脂蛋白(LDL)。人體中低密度脂蛋白大部分可通過肝臟代謝而被清除，而剩下的小部分可與人體中的巨噬細胞結合變成「泡沫」細胞。由於「泡沫」細胞具有很強的游離能力，因此低密度脂蛋白很容易進入動脈壁細胞，並帶入膽固醇。所以，低密度脂蛋白水平的升高是致動脈粥樣硬化的危險信號。另外，血脂中的載脂蛋白B是極低密度脂蛋白(VLDL)的結構蛋白，並參與低密度脂蛋白(LDL)與動脈粥樣斑塊的結合。因此，載脂蛋白B血中含量與冠心病的患病率呈正相關。

## 三、高脂血症的運動療法

辯證施功：

**1. 拗動六環功。**並腳站立，兩臂自然下垂，兩掌心貼近股骨外側，頭頂正直，舌抵上齶，體重平均在兩腳，排除雜念，使身心達到虛靜和鬆空（**見圖**1）。

兩眼平視，鬆肩垂肘，兩臂左右展開，向前上劃弧，至胸前兩掌相合，兩手心勞宮穴相貼，但勿用力，意念兩掌掌心（**見圖**2）。兩掌向左前上圍繞頭頂劃第一個圓弧（**見圖**3、4）。視線要始終注意運動方向，在兩掌向左側運動時，腰胯要向相反方向右側方向拗動，兩掌轉到身體右側時，腰胯儘量向左，運動當中手掌與腰胯運動方向始終相反，頭部第一個圓弧劃完後，兩掌回到胸前，屈膝蹲身，兩掌繼續繞膝劃第二個圓弧（**見圖**5、6）。劃完膝部第二個圓弧後，腿也隨着直起，兩掌經小腹前繞胸部劃第三個圓弧，劃完兩臂向前伸直，停在小腹前（**見圖**7、8、9）。

圖1

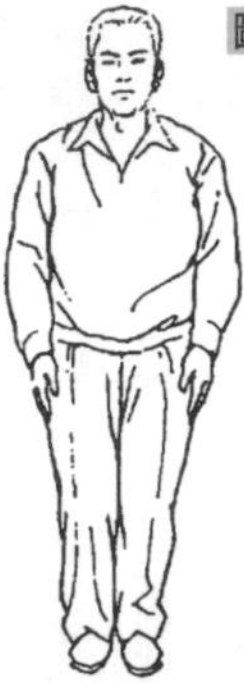

圖2

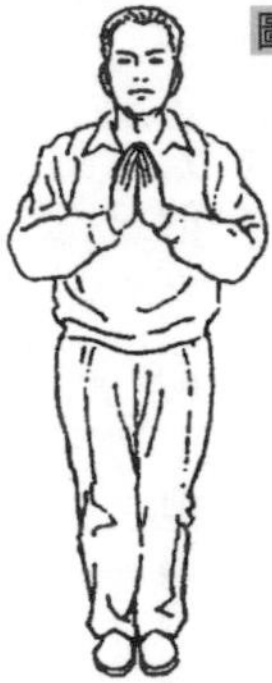

圖3

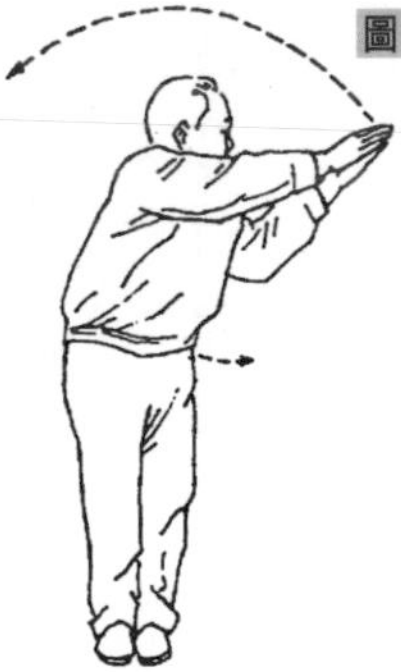

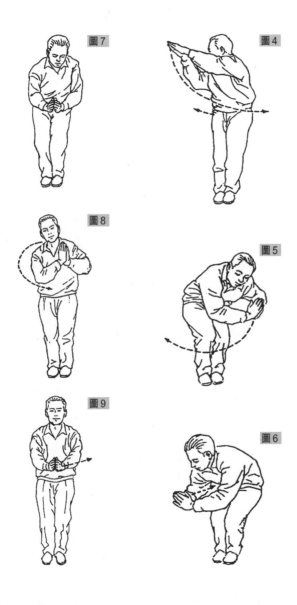

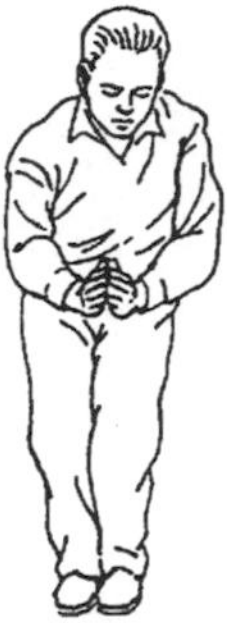
圖 7

圖 8

圖 9

圖 4

圖 5

圖 6

左掌翻轉向上，左肘曲向左後，兩掌向左劃第四個圓弧，高度在左胯上方，右前臂緊貼左肋（**見圖10**）。然後兩手大指轉向上，轉腰兩掌回到中間，（**見圖11**）。

右掌翻轉向上，右肘曲向右後，兩掌向右劃第五個圓弧，高度在右胯上方，左前臂緊貼右肋（**見圖12**）。然後兩大指轉向上，轉腰兩掌回到身體前面，兩臂向前伸直。

圖10

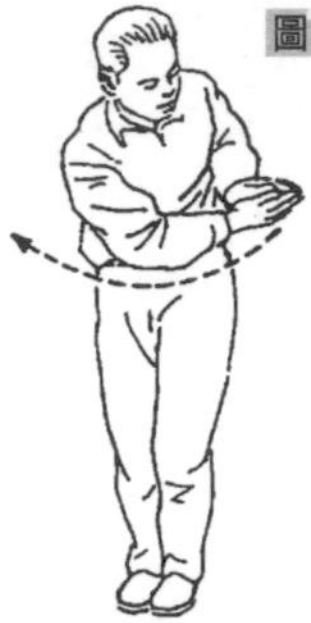

圖11

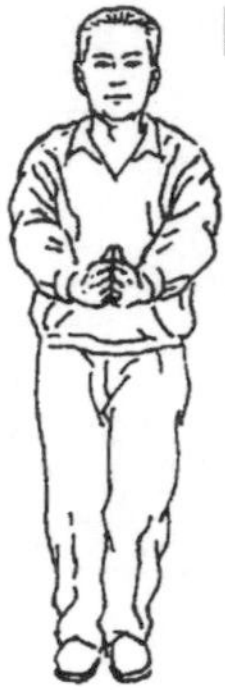

圖12

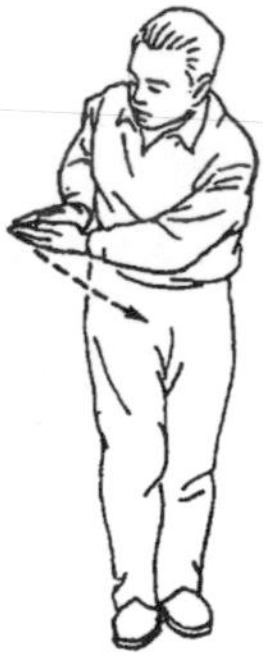

兩掌向上至頭頂沿面前下降（**見圖13**），劃第六個圓弧，合掌當胸，停於胸前（**見圖14**）。收功：小指分開，無名指分開，中指分開，食指分開，大指分開，鬆肩垂肘，兩手自然落於大腿兩側即收功（**見圖15**）。上述為一遍，此功每次反復做六遍。

圖13

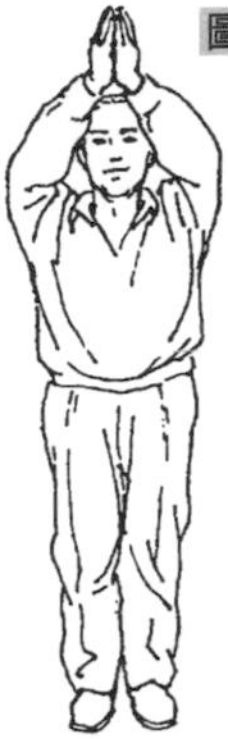

圖14

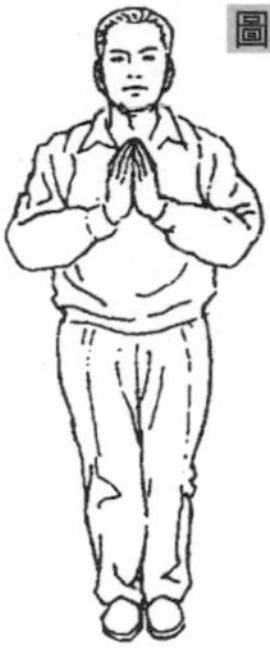

圖15

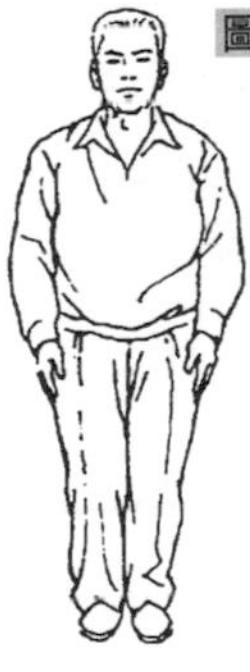

**2. 脊椎運動功。**開腳站立，兩腳距離與肩同寬，兩臂鬆垂，掌心貼近股骨外側，頭頂正直，舌抵上齶，體重平均在兩腳，摒除雜念，使身心達到虛靜和鬆空。

兩眼平視，兩手掌轉至兩大腿前面，含胸實腹，屈膝蹲身，溜臀部，頭向前微低，兩掌心摸到膝蓋為止(**見圖16**)。身體慢慢直立，挺胸仰頭，使脊椎向後彎曲(**見圖17**)。蹲身摸到膝蓋低頭，再直起身挺胸仰頭為一次。每回做36次。

圖16

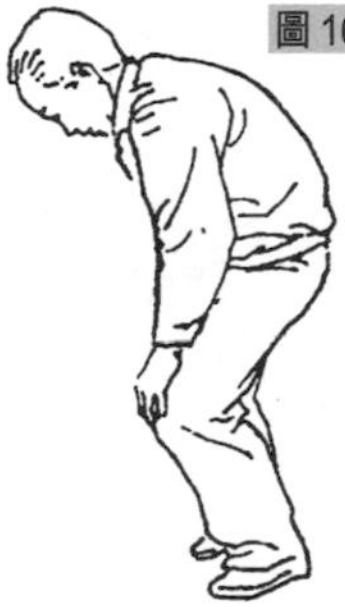

圖17

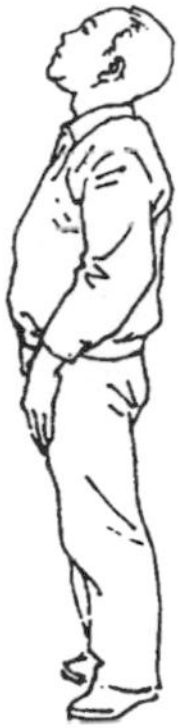

# 風濕性關節炎的自然療法

風濕性關節炎是風濕病範圍內的一種疾病，風濕病全稱是「風濕性疾病」或「風濕類疾病」，實際上是以關節疼痛為主要症狀的一組疾病，這組疾病包括的範圍很廣泛。本題重點介紹風濕性關節炎的防治。

隨着現代醫學的不斷發展，對風濕病的理解有一個從淺到深的過程。風濕病的範圍相當廣泛，它包括了凡侵犯肌肉、骨骼系統(如關節、肌肉、韌帶、肌腱、滑囊等)，以疼痛為主要特徵的疾病，無論其發病原因如何，均屬風濕病範疇。由此可見，風濕病是一組病情複雜，病情纏綿，病種範圍廣泛的疾病，隨着醫學的深入發展而被賦予了新的內涵。迄今為止，根據世界衛生組織(WHO)和美國風濕病協會(ARA)提供的資料，公認涵蓋於風濕病範圍的疾病已達一百餘種。

值得注意的是：風濕病是一組常見的、以全身結締組織為主的、反覆發作的急性或慢性疾病。它可侵犯心臟、關節、皮膚、漿膜、血管、腦、肺、腎及虹膜睫狀體等組織和器官，以心臟和關節損害最為顯著。風濕病具有反覆發作的傾向，如預防和治療不徹底，心臟反覆受到損害，致使心臟瓣膜粘連，瘢痕增多，形成慢性風濕性心臟病，這是引起後天性心臟病的重要原因。風濕病所造成的關節損害，雖不會威脅生命或造成殘疾，卻會給人們的機體帶來較大的病痛。

根據一九八三年美國風濕病協會審定的分類方案，風濕病共分為十大類，包括一百多種疾病。現將風濕性疾病歸納如下：

**(一)彌漫性結締組織病**：包括類風濕性關節炎、兒童類風濕性關節炎、系統性紅斑狼瘡、進行性系統性硬皮病、多發性肌炎或皮肌炎、壞死性血管炎、白塞病、乾燥綜合征、風濕性多肌痛、結節性紅斑、復發性多軟骨炎、復發性脂膜炎、其他性血管疾病等。

**(二)內分泌代謝性疾病伴發的風濕病**：糖尿病、高脂血症、痛風、壞血病、肢端肥大症、甲狀腺功能亢進症、甲狀腺功能低下症、進行性骨化性肌炎、澱粉樣變性等。

**(三)與感染因素有關的風濕病**：臨床分為直接感染與間接感染兩類。直接感染指病原微生物侵入關節等處後，直接引起該部位的炎症，如化膿性關節炎、結核性關節炎、此外，病毒支原體、真菌、寄生蟲等亦可引起關節炎症；間接感染指感染因素引起的反應性關節炎、如急性風濕熱。

**(四)骨性關節炎**：又稱骨關節病，如退行性關節病、肥大性關節炎、增生性關節炎。

**(五)與脊柱炎有關的關節炎**：包括強直性脊柱炎、牛皮癬性關節炎、瑞特(REITER)綜合征及腸病性關節炎等。

**(六)神精病變性疾病**：包括神經性關節病、反射性交感神經營養不良及壓迫綜合征(如錐管狹窄症、腕管綜合症)等。

**(七)腫瘤**：原發性良性腫瘤，包括滑膜瘤、腱鞘瘤、骨軟骨瘤等；原發性惡性腫瘤，包括粘葉肉瘤、滑膜肉瘤等。繼發性腫瘤常見轉移瘤。

**(八)骨與軟骨疾病**：包括骨質疏鬆、骨軟化症、骨缺血性壞死、骨炎、骨軟骨炎及肋軟骨炎等。

**(九)非關節風濕病**：包括椎間盤病變、肌腱炎、滑囊炎、腱鞘炎、肩周炎、慢性肌腱及肌肉勞損、雷諾現象或雷諾病、肌筋膜疼痛綜合征、精神性風濕病等。

**(十)其他類疾病**：包括結節病、絨毛結節性滑膜炎、血友病、髕骨軟化症、關節游離體、慢性活動性肝炎、以及藥物誘發的風濕性綜合征等。

過去有人認為風濕病就是風濕熱。現任認為風濕熱屬於風濕病範圍內的一種疾病，只是風濕病的急性期或慢性期活動階段。風濕病有一個反覆發作和慢性發展的病理過程。在這一過程中，出現以心臟炎和關節炎為主，同時伴有發熱、毒血症、皮下小結和環形紅斑、舞蹈病等癥結的，才稱之為風濕熱。

## 一、風濕性關節炎

現代醫學對風濕病有更全面的認識。風濕病全稱是「風濕性疾病」或「風濕類疾病」，實際上是以關節疼痛為主要症狀的一組疾病，這組疾病包括的範圍較廣泛。風濕性關節炎，是於A組乙型溶血性鏈球菌感染有關的一種自身免疫性疾病。其病理改變的特徵是風濕小體形成。嚴格的說，是風濕熱的主要表現之一。

關節炎泛指一組累及關節的炎症性疾病。病變主要累及關節，病變的實質是炎症，無論疾病的病因如何，均包括在關節炎範圍之內。例如，創傷性關節炎、結核性關節炎、化膿性關節炎、痛風性關節炎、風濕性關節炎、類風濕性關節炎等，種類繁多。無論古今中外，人們習慣地把關節炎和風濕病連系在一起，認為關節炎都是風濕而引起，而風濕病患者的關節一定有病。其實不然，關節炎只是風濕病範圍中的一種疾病，而風濕病是一百餘種疾病的總稱。

**1. 風濕性關節炎是怎麼得的？**在眾多的風濕類疾病中，可以說對風濕性關節炎的病因認識比較清楚。早在十九世紀中葉，就有人認識到風濕熱、舞蹈病和心臟炎可同時發生。一九二九年有外國專家提出風濕熱是對鏈球菌的變態反應。人們已經發現咽喉炎和風濕熱密切相關，當發現咽喉炎一至四周，許多患者出現風濕熱症狀。認識到A組乙型鏈球菌感染是引起人類風濕熱的主要原因。

臨床資料證實，風濕熱發病或復發前有A組乙型溶血性鏈球菌感染的上呼吸道炎症病史。已患有風濕熱的患者中，有5%至50%的人再次感染而復發。實驗室檢查也發現風濕熱患者血清中出現對溶血性鏈球菌各種抗原的抗體。研究證實，抗體的反應程度與鏈球菌感染的咽喉炎後風濕熱發生率呈正相關，而大量研究表明，對咽喉部鏈球菌感染給予足量的青黴素治療可防止風濕熱的發生。足以說明，A組乙型溶血性鏈球菌感染是風濕性關節炎發病的原因。

**2. 風濕病侵害關節的跡像是甚麼？**風濕性關節炎是風濕病中最普遍、最常見的症狀。在急性風濕病初次發作中風濕性關節炎佔75%。風濕病損害關節典型的臨床跡象，具有以下幾個特點：**一、多發性**：風濕病常同時侵犯多個關節，呈對稱性，局部有紅、腫、熱、痛及壓痛。**二、大關節病變**：常累及大關節，如膝、踝、肩、腕、髖、肘關節等。**三、遊走性**：一個關節炎症消退後，另一關節接着發炎。**四、不留畸形**：炎症消退後，關節功能完全恢復正常，不遺留關節畸形。

不典型者僅有關節酸痛，其風濕炎症也可侵犯手足小關節及脊柱，或僅限於單個關節。兒童患者關節炎證症狀多極清微或僅限於一二個關節。成人患者的關節炎症狀比較顯著。關節炎程度與心臟損害輕重無明顯關係。

**3. 風濕性關節炎不會導致關節畸形：**風濕性關節炎中，受累最多的關節是膝關節，大約佔76%；踝關節受累約佔50%；腕、髖及足小關節受累約佔12%至15%。其主要病理特徵為「風濕小體」形成。

在風濕熱的發病中風濕性關節炎的病理變化主要以變性滲出為主，經治療後滲出物可以完全吸收，故軟骨、滑膜等關節結構一般不發生破壞性損害，在X線「按：即X光」攝片上不出現侵蝕。有些患者可出現關節活動受限，這主要是因為炎症所致的腫脹、疼痛，只是暫時的、可逆性的功能障礙。經過積極的治療，關節功能完全可以恢復，不會遺留關節畸形。但是極少數患者，慢性風濕熱後可出現手指關節變形，其特點為手指無疼痛性向尺側偏移，出現X線上的「腐蝕」。主要是由於風濕性關節炎經常反復發作所致的後遺症，臨床甚為罕見。

**4. 風濕性關節炎與鏈球菌感染後狀態的區別：**上呼吸道感染常有持續性低熱，肢體酸痛、關節痛，實驗室檢查可有血沈增快、抗「O」陽性，有人稱其為鏈球菌感染後狀態。臨床症狀與急性風濕病相似，早期很容易診斷為風濕性關節炎。但鏈球菌感染後狀態的關節疼痛，通常不如急性風濕性關節炎表現急、重，且無遊走性，皮膚出現斑丘疹也與環形紅斑不同，缺乏心臟炎的症狀和體征，如心尖部第一心音不減弱，無器質性雜音等，可與急性風濕性關節炎相區別，必要時可定期追蹤觀察。

**5. 急性風濕性關節炎能轉變成慢性關節炎嗎？**臨床上任何關節炎都可能是急性或慢性。這是因為幾乎任何一種急性關節炎，都可能進入慢性，而慢性關節炎也可有急性發作或急性加劇。急性風濕性關節炎是急性風濕病的常見症狀。急性期關節滑膜及周圍組織水腫，關節囊液中有纖維蛋白及粒細胞滲出。急性期過後，關節的炎症和滲出物可以完全吸收，而比產生關節畸形。急性風濕性關節炎患者多數經積極合理治療後獲痊愈，不落任何後遺症。但如治療不積極、不合理、不徹底，或常期居住在潮濕、擁擠、寒冷、陰暗的環境中，或生活貧困、營養不良，或機體中慢性感染病灶常期存在等，使風濕病反復發作或以隱襲的方式危害人體，就可導致慢性風濕性關節炎。

**6. 慢性風濕性關節炎的臨床表現：**慢性風濕性關節炎多見於中老年人。臨床上無發熱，關節局部無明顯炎症表現，僅感關節酸楚不適或輕微疼痛。天氣陰寒、雷雨變化時或上呼吸道感染後，關節疼痛可加重。可數週、數月完全沒有關節疼痛的症狀，也可突然發作。本病雖有長期關節疼痛，但無關節障礙。

**7. 風濕性關節炎患者能「預報天氣」**：許多風濕性關節炎患者，在下雨或暴風雪來臨前，常感到關節疼痛加重而能預報天氣的變化，甚至像天氣預報那樣準確，這是因為：正常人在濕度增加、氣壓降低時，細胞內的液體滲出，尿量增加。當濕度降低、氣壓升高時，液體就豬留在體內的組織間隙中。這種液體的轉移是機體細胞對外界環境發生變化時的一種適應手段。而患有風濕性關節炎的關節，病變組織不能隨天氣的變化而排出液體，致使關節局部細胞內的壓力較之周圍組織高，從而導致疼痛加重和局部腫脹。

**8. 西醫治療風濕性關節炎所用方法**：西醫治療風濕性關節炎主要有下列幾種方法：㈠用水楊酸製劑和抗炎鎮痛藥以緩解疼痛，消除炎症，控制風濕活動㈡在急性風濕性關節炎或慢性風濕性關節炎急性發作時，使用青黴素以控制鏈球菌感染。㈢預防風濕性關節炎的復發。包括增強體質，提高抗病能力，清除慢性病灶以及上呼吸道感染時應用抗生素等。

**9. 中醫辨證治療風濕性關節炎所用方法：**風濕性關節炎屬於中醫的痹證。對於痹征的辨證，首先要辨清風、寒、濕、痹與熱痹的不同。熱痹以關節紅、腫、灼熱、疼痛為特點，多見於急性風濕性關節炎。風寒濕痹雖有關節酸痛，但局部無紅腫灼熱。其中以關節疼痛遊走不定者為行痹；痛有定處，疼痛劇烈者為痛痹；肢體酸痛重者，肌膚不仁者為著痹。病程日久者，還應辨別有無氣血損傷及臟腑虧虛的證侯。此形多見於慢性風濕性關節炎。痹證是因感受風、寒、濕、熱所致，故祛風、散寒、除濕、清熱以及舒經通絡為治療痹證的基本原則。治療要分行痹、痛痹、着痹、熱痹辨證治療。綜上所述，在痹證的治療中，根據風、寒、濕、熱病邪的偏盛，選擇不同的治法。行痹以祛風為主，兼用散寒除濕，佐以養血；痛痹以溫經散寒為主，兼用祛風除濕，着痹以除濕為主，兼用祛風散寒，佐以健脾；熱痹以清熱為主，兼用祛風除濕。痹證日久則應根據正氣虧虛的不同，採用益氣養血，補養肝腎，扶正祛邪，標本兼顧。

# 二、風濕性關節炎的運動療法

運動療法是養生保健、防病抗衰、延年益壽的重要手段。我國古代就有「流水不腐，戶樞不蠹」來比喻運動對養生的重要性。實踐證明，運動療法不僅可使人體各組織器官功能加強，提高人們對環境的適應能力和耐受力，增強對疾病的抵抗力，提高工作效率，起到保健作用，還能調節神經、精神面貌和改善情緒。運動可使患處關節及肌肉鬆弛，氣血運行舒通，達到舒筋活絡止痛的目的；

運動不足是當今風濕性關節炎發病的重要原因，有的人長期坐在電腦前工作，雙手指在鍵盤上敲打，手指的彎曲度及伸縮較少，造成手指關節僵硬，或再受風、寒、濕、熱病邪的侵犯，造成手指的風濕性關節炎症。

## 辨證施功

**1. 手指運動功：**開腳站立，兩腳與肩同寬，兩臂自然下垂於身體兩側，頭頂正直，舌抵上齶，兩眼輕閉，全身放鬆，排除雜念(**見圖1**)。兩手掌張開，再慢慢攥拳握緊、張開、握緊，為一次，做49次。兩手前平舉，兩臂與肩同高、同寬，兩手掌張開、攥拳握緊拳頭為一次，做49次。兩臂向左右分開，成一字形，兩手掌張開、攥拳握緊拳頭為一次，做49次。兩臂再向上伸直，手指尖向上，兩手掌張開、攥拳握緊拳頭為一次，做49次。兩臂自然下垂於身體兩側，即可收功（**見圖2、3**）。

圖1

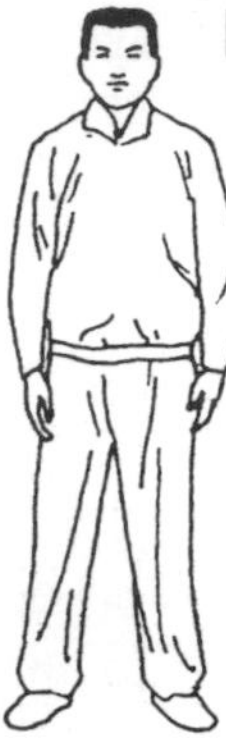

圖2

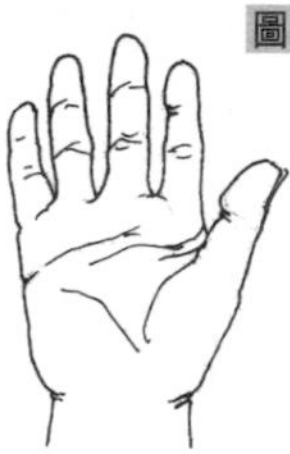

圖3

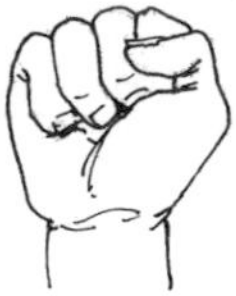

關節炎起病緩慢，最早的症狀為休息後感到關節僵硬，關節活動時有磨擦聲。以後逐漸出現疼痛，並有關節腫脹。休息後症狀可以得到緩解；遇寒冷、潮濕天氣或勞累後加重。隨着病程的延長，症狀會越來越重；反覆發作使關節韌帶亦發生退行性變化，病變關節會變得不穩定。會出現內翻或外翻崎形。因為此病是一種退行性病變，因此，進行血液化驗檢查一般是正常的。此病的防治重點，應該説主要在於預防。最好的預防辦法，是長期堅持適度的運動鍛煉。從關節 軟骨的生理功能來看，合理適度的經常性關節活動，會使關節受到節律性擠壓，這對於保持關節部位血流通暢，促進關節滑液的分泌、吸收，使關節軟骨獲得良好營養。

**2. 膝、踝運動功：**並腳站立，兩臂自然下垂，兩掌心貼近股骨外側，頭頂正直，舌抵上齶，體重平均在兩腳，摒除雜念，使身心達到虛靜和鬆空(**見圖4**)。屈膝蹲身，兩手內勞宮緊貼兩膝蓋上，意念膝關節沿右腳大趾、小趾、右足跟、左足跟、左小趾、左腳大趾劃圓弧，順時針劃36圈，再向相反方向逆時針劃36圈(**見圖5**)。

圖4

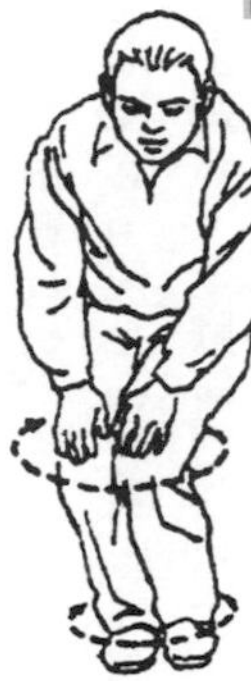

圖5

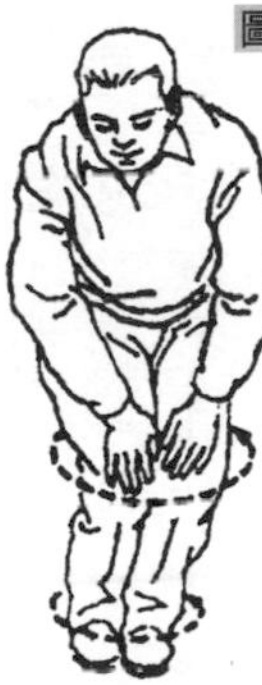

**3. 拗動六環功：**並腳站立，兩臂自然下垂，兩掌心貼近股骨外側，頭頂正直，舌抵上齶，體重平均在兩腳，摒除雜念，使身心達到虛靜和鬆空（**見圖6**）。兩眼平視，鬆肩垂肘，兩臂左右展開，向前上劃弧，至胸前兩掌相合，兩手心勞宮穴相貼，但勿用力，意念兩掌掌心（**見圖7**）。兩掌向左前上圍繞頭頂劃第一個圓弧（**見圖8、9**）。視線要始終注視手掌運動方向，在兩掌向左側運動時，腰胯要向相反方向右側拗動，兩掌轉到身體右側時，腰胯盡量向左，運動當中手掌與腰胯運動方向始終相反，頭部第一個圓弧劃完後，兩掌回到胸前，屈膝蹲身，兩掌繼續繞膝劃第二個圓弧（**見圖10、11**）。劃完膝部第二個圓弧後，腿也隨着直起。兩掌經小腹前繞胸部劃第三個圓弧（**見圖12、13**），劃完兩臂向前伸直，停在小腹前（**見圖14**）。

圖6
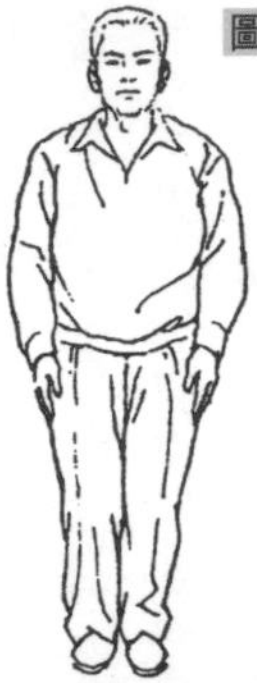

圖7
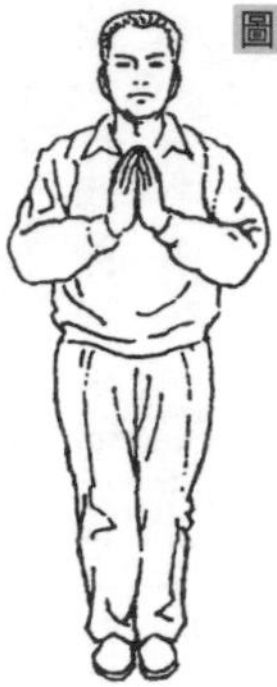

圖8
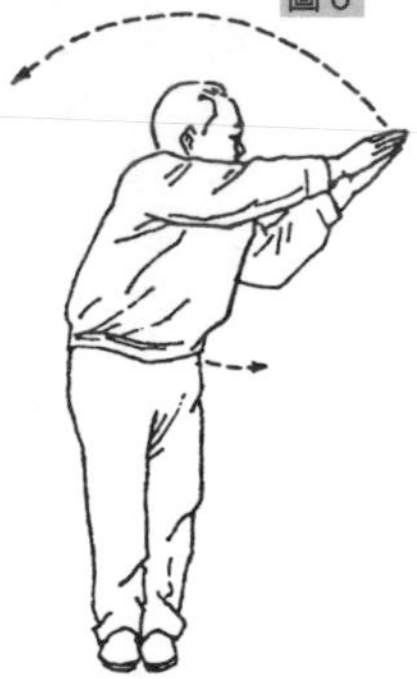

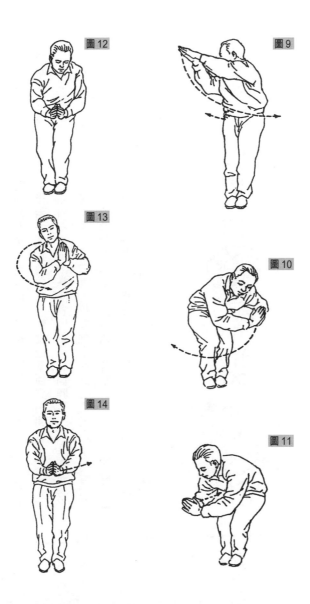

圖 9

圖 10

圖 11

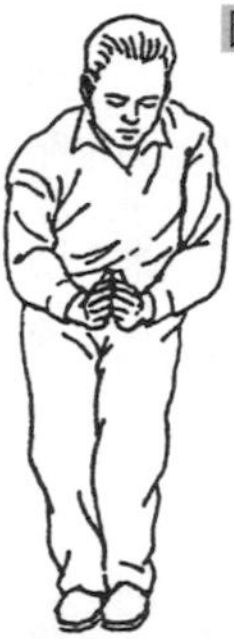
圖 12

圖 13

圖 14

左掌翻轉向上，左肘曲向左後，兩掌向左後劃第四個圓弧，高度在左胯上方，右前臂緊貼左肋（**見圖15**）。然後兩手大指轉向上，轉腰兩掌回到中間（**見圖16**）。

右掌翻轉向上，右肘曲向右後，兩掌向右後劃第五個圓弧，高度在右胯上方，左前臂緊貼右肋（**見圖17**）。然後兩大指轉向上，轉腰兩掌回到身體前面，兩臂向前伸直。兩掌向上至頭頂沿面前下降（**見圖18**），劃第六個圓弧，合掌當胸，停於胸前（**見圖19**）。

**收功：**小後指分開，無名指分開，中指分開，食指分開，大指分開，鬆肩垂肘，兩臂自然下垂於身體兩側，即收功（**見圖20**）。上述為一遍，此功反覆做六遍。

圖 15

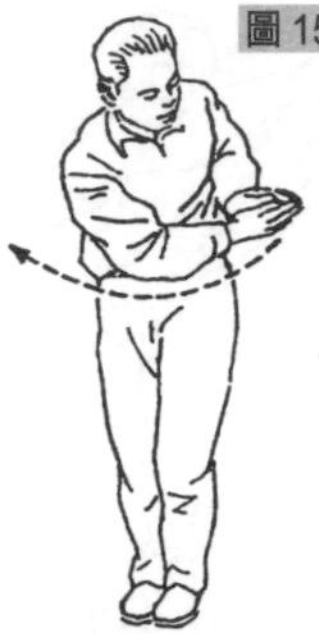

圖 16

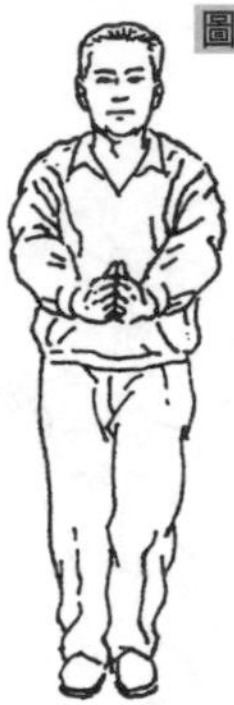

圖 17

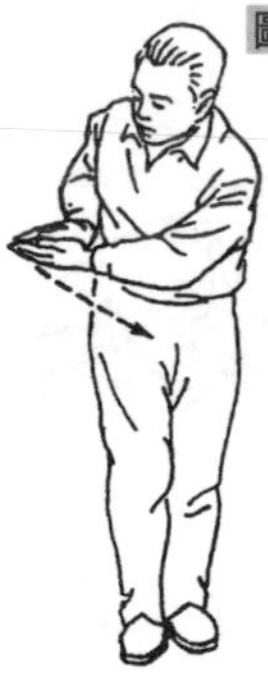

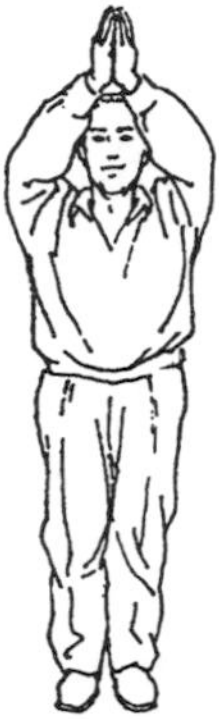
圖 18

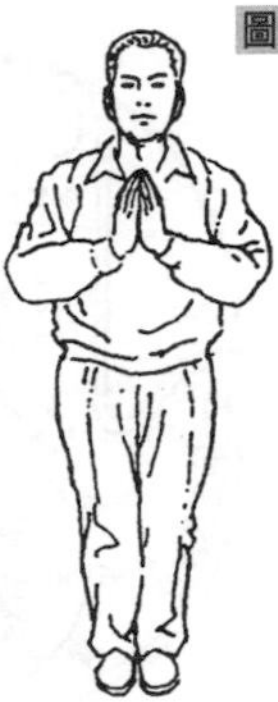
圖 19

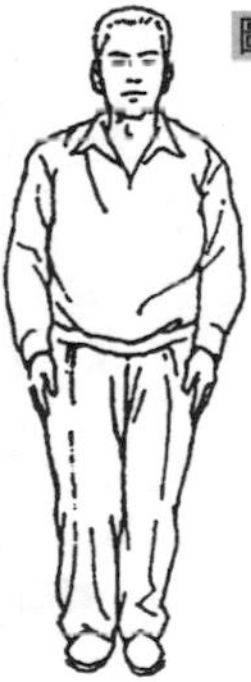
圖 20

**4. 資訊刮痧：**坐式、臥式均可。解開衣服，先刮後背正中脊椎部位，由頸椎往下直刮至腰椎骨盆處，再刮脊椎兩旁開一寸半膀胱經，自肩胛內側刮至腰部，脊椎兩側膀胱經都要刮，因為該處俞穴較多如：肺俞、心俞、肝俞、腎俞等。刮經脈穴位，產生神經反射，可舒經活絡，平衡氣血，使背部俞穴，肌肉鬆弛，毛孔開放，排除病邪。經常刮脊柱，刺激脊神經，可提高免疫功能，增加機體抗病能力。

刮胸部從頸下刮至中脘，由上往下刮，再從中間往兩邊刮至兩肋，然後用氣功掌在胸部順時針轉三至五分鐘。

膝、肩、手等關節都可以用刮痧療法治療。刮痧工具：氣功掌（見圖21），氣功掌刮痧是通過發功器氣化的專用刮痧工具，經本人試用它比銅錢、水牛角等刮痧效果更為顯著，具有傳統刮痧和氣功外氣的特點，所以它刮痧治病的療效奇特。

刮痧前在被刮部位塗抹「活血解毒油」除毛髮部位外，其餘部位均需一邊塗油一邊刮拭。

圖21

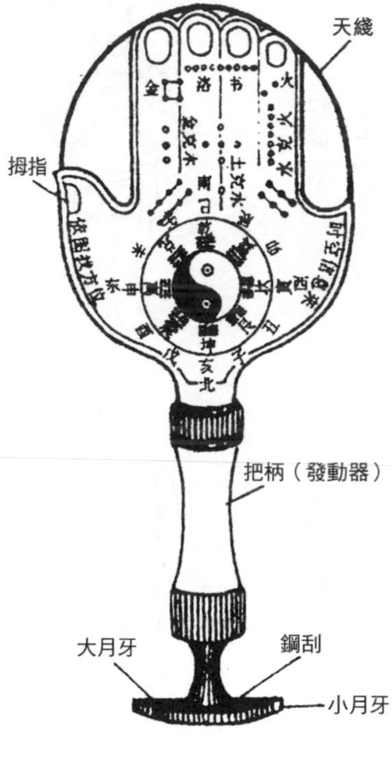

刮拭，手持氣功掌，用銅半月刮凸面，順次向一個方向刮拭(不可往返刮拭)，按血液迴圈方向由內而外，由上而下順次刮拭，以達舒經活絡。刮時用力要允，適中。在同一經脈上要刮至斑點(痧)出現後再刮拭其他部位。

刮拭十幾次後，在穴位範圍或經絡線上，凡病源處，皮膚表面出現輕紅或紫紅色斑點，病重則呈現累塊、青黑紫塊，並有痛感。無病痛之處，則無反應。

每次刮拭時，根據患者身體狀況，因人而異，先輕後重，每次治療以十五分鐘為宜

刮痧注意事項：

(一)每次刮拭完後，喝一杯溫開水，可加強新陳代謝，效果顯著。

(二)刮拭當中，不要在有風的地方或對着電扇刮，刮後不要立即洗冷水澡。

(三)刮拭時不要將皮膚刮破，刮破易感染。

(四)每次刮拭完，要用紙將皮膚上所塗之油擦淨，並用酒精棉對氣功掌銅半月板消毒。

# 高血壓病的自然療法

## 一、血壓的形成

血壓是血液在血管內流動時對血管壁的壓力，我們所說的血壓是動脈血壓，是指血液流經動脈時，對血管壁產生的側壓力，是心臟射血和週邊阻力相互作用的結果。

心臟和血管組成了循環系統，心臟是血液迴圈的動力器官，心肌收縮產生的動力，使血液由心腔排出，沿着大動脈、小動脈到達全身組織器官，營養成分和養氣也隨着血液的流動供應給全身，此時由於血液對血管產生較大的壓力，使得具有彈性的血管相應擴張，緩衝了血管內的壓力。心臟舒張時，血液由毛細血管，沿着靜脈反向心臟，這時雖然心臟停止了對血液的擠壓，但動脈血管的彈性回縮，能迫使血液繼續向前流動，同時，血液在密閉的血管內流動時，因受血管壁的摩擦和外周小口徑血管的阻擋，不能暢通無阻。因此，血管內的血液，一方面有心縮動力和血管壁回縮力的推動，必須向前流動，另一方面又有血管內種種阻力阻擋，不能順利前進，這兩種力量的對抗，迫使流動的血液對血管壁施加影響壓力，這就形成了血壓。血壓有收縮壓與舒張壓之分，心臟收縮期間，動脈血壓上升所達到最高值稱為收縮壓；心臟舒張期間，動脈血壓降低所達到的最低值稱為舒張壓，一定水平的血壓是維持機體正常生命狀態的必要條件。

## 二、影響血壓的因素

人的血壓受年齡、性別、生理狀態等許多因素的調節和影響，每個人的血壓值有較大的差異且正常人的血壓一日內的波動也很大。

**1. 在年齡方面**，成年人的正常血壓，為收縮壓≧（140毫米汞柱），同時舒張壓≧（90毫米汞柱），為成年人正常血壓。新生兒的收縮壓僅為（40毫米汞柱）。青年人的血壓一般已達到成年人的平均值（120／80毫米汞柱）。此後隨着年齡的增長，血壓有上升之勢，但始終應維持在（140／90毫米汞柱以下）。

**2. 在性別方面**，男性在50歲以前略高於50歲以前的女性；50歲以後由於受絕經等影響，女性略高於男性。

**3. 季節氣候對血壓也稍有影響**，一般冬季的血壓要比夏季稍高些。

**4. 飲食、運動、情緒等**，也會對血壓產生影響，在進食、情緒激動時、劇烈運動、思考問題時，血壓都會略有升高；在心情舒暢、睡眠時血壓都會略低一些，既使在安靜狀態下，上午和下午血壓也會有一次較明顯的升高。因此，偶然測出較高的血壓值，不能斷定是高血壓，一般應多測幾次或者觀察一段時間，只有血壓長時間明顯升高，才可以稱之為高血壓。大範圍的普查發現，人群中無論是收縮壓還是舒張壓，其分佈都是連續的直線或曲線，也就是說，正常血壓和異常血壓之間並沒有明顯的界限，所謂血壓的高低是一個相對的概念。為了便於疾病的防治和療效的確定，人們劃定了高血壓的範圍，用以區分正常血壓。

## 三、高血壓的定義及分類

高血壓是體循環動脈血壓高於正常值的一種臨床綜合症，是根據從血壓讀數的連續分佈中人為選定的一個閾值確定的。近二十年來，世界衛生組織已兩次修訂高血壓診斷標準，中國的高血壓診斷標準自一九五九年確定至今，已修訂過4次，現在的診斷標準與世界衛生組織推薦的診斷標準相一致，成人正常血壓為(130/85毫米汞柱)以下；理想血壓為血壓值在(120/80毫米汞柱)以下，收縮壓≧(140毫米汞柱)，舒張壓≧(90毫米汞柱)，存在二者之一即應懷疑為高血壓。收縮壓在(140至149毫米汞柱)，舒張壓在(90至94毫米汞柱)時，稱臨界高血壓，血壓在以上兩種狀態時須多次測量，以觀察血壓的變化。

血壓的確診不能只靠一次血壓偏高來確定，初次初現血壓升高者，應在覆查兩次非同日血壓，如三次中有兩次血壓升高，才可確診高血壓。過去有高血壓病史，3個月以上未接受過治療，此次檢查血壓正常者，不列為高血壓；如一直在服藥治療，雖此次檢查血壓正常，仍列為高血壓。有疑問者可停藥一個月覆查，視其血壓情況再做判斷。

人們常把高血壓與高血壓病混同起來，以為只要發現血壓高於正常，就是高血壓病，其實這種觀點是錯誤的。在醫學上，根據引起高血壓的原因不同，一般將高血壓分為原發性高血壓和繼發性高血壓兩大類。原發性高血壓即通常所説的高血壓病，是一種發病原因尚不完全清楚的血壓升高，據統計，90%以上的高血壓患者屬於原發性高血壓病。

繼發性高血壓又稱為症狀性高血壓，是指某些疾病並發的血壓升高，是疾病的一種臨床表現，如腎性高血壓、妊娠高血壓綜合症等，原發性一旦治癒，血壓即恢復正常。當然，由於高血壓病是以持續性的動脈血壓升高為主要表現的，所以一班人往往把高血壓病簡單地稱為高血壓。

# 四、高血壓病的分級和分期

**1. 高血壓病的分級：**按血壓升高的程度可將高血壓病分為三級。

**Ⅰ級（輕度）：**收縮壓（140至159毫米汞柱），舒張壓（90至99毫米汞柱）。

**Ⅱ級（中度）：**收縮壓（160至179毫米汞柱），舒張壓（100至109毫米汞柱）。

**Ⅲ級（重度）：**收縮壓為（180毫米汞柱），舒張壓為（110毫米汞柱）。

**2. 高血壓病的分期：**根據高血壓病的臨床表現和病情進展，一般將高血壓病分為三期。

**第一期：**血壓達到確認高血壓的水平，臨床上無心、腦、腎等並發症的表現。此期僅表現為血壓的增高而沒有器官的損傷。

**第二期**：血壓達到確認高血壓水平，並有心、腦、腎之一的器質性損傷，但器官功能尚能代償，檢查有下列各項中之一項。

(一)X線、心電圖或超聲心動圖等檢查發現有左心室肥大的證據。

(二)眼底檢查見有眼底動脈普遍或局部變窄，並可見中度動脈硬化。

(三)尿常規化驗可見蛋白尿，血肌酐濃度輕度升高。

**第三期**：血壓確認達到確認高血壓的水平，身體主要臟器如心、腦、腎等損傷明顯，其代償功能已經喪失，可有下列專案中之一項。

(一)腦血管意外或高血壓腦病。

(二)心力衰竭或腎功能衰竭。

(三)眼底出血或滲出。

## 五、高血壓病的病因和發病機制

### 1. 高血壓病的病因

高血壓病的發病與很多因素有關，其發病原因至今尚不完全清楚，主要有以下幾個方面：

**(一)遺傳因素**：多數學者認為，遺傳是成年人高血壓病的一個重要的決定因素，調查結果表明，家族中有高血壓病史的人，其高血壓病發病率明顯增高；父母患有高血壓病的，其子女發生高血壓病的概率是父母無高血壓病者的兩倍以上；高血壓病患者的成人兄弟姐妹中，高血壓病的患病率明顯高於一般人。

**(二)體重和肥胖**：人群血壓的流行病學研究成果表明，血壓與體重、高血壓病與肥胖顯著相關。肥胖者高血壓病發病率遠遠高於體重正常或低於正常的人。在男性，肥胖者患高血壓病的比消瘦者患高血壓病的危險性高出3倍以上；而女性肥胖者比消瘦者患高血壓病的危險性高出6倍。體重的增加通常也伴有血壓的增高，肥胖的高血壓患者減輕體重後血壓可有下降，但體重正常的人減重後血壓常無明顯變化。

**(三)年齡因素**：高血壓病的患病率隨年令增長而增高，40歲以上者比15至39歲者的患病率高3、4倍。在40歲以後，血壓有逐漸升高的趨勢，且以收縮壓升高較為明顯。

**(四)煙酒影響**：吸煙者與不吸煙者的高血壓病的發病率有顯著差別，吸煙者的高血壓病發病率明顯高於不吸煙者。少量飲酒雖然對血壓無明顯作用，但收縮壓與舒張壓與每日飲酒量呈正比關係，長期飲酒超過一定限度時，可致血壓升高而患高血壓病。

**(五)飲食因素**：現有研究表明，鈉趨向於升高血壓；而鉀趨向降低血壓。高血壓病的發生與過量攝入食鹽密切相關。研究還表明，攝入飽和脂肪酸的膳食很少，也易引起血壓的升高，高血壓病的發病率也就高；相反，不飽和脂肪酸的膳食攝入多，飽和脂肪酸的膳食攝入少，則高血壓病的發病率低。另外，飲食中缺鉻、缺鈣、飲用水中鎘的含量過高等，也都與高血壓病的發生有關。

**(六)環境心理因素**：城市中高血壓病的發病率高於農村；腦力勞動者、工作環境噪音大或需要注意力高度集中的人，高血壓病的發病率也高於一般人。心理學研究則表明，心理因素和社會文化因素與血壓僅是輕微的相關，並且在許多研究中潛在的干擾因素不能充分控制，但是，心理因素確是成年人血壓的重要影響因素。

## 2. 高血壓病的發病機制

高血壓病的發病機制致今尚未完全搞明，主要有以下幾種學說：

**(一)神經學說**：長期反覆的過度的緊張與精神刺激可以引起高血壓病。刺激在大腦內形成興奮灶，使皮質功能紊亂，血管運動中樞的調節失常，血管收縮的神經衝動佔優勢，引起小動脈緊張度增強，血壓升高，這種反應最初為暫時性，頻繁發生後得到強化而變得持久。同時，微血管也發生適應性結構改變，管壁增厚，周圍血管阻力增高，血壓持續升高。正常人血壓通過壓力感受器進行調節，反射弧中任何環節如壓力感受器、傳入和傳出神經、神經元、血管平滑肌等處出現異常，使調節功能發生障礙，血壓逐漸增高。

**(二)腎源學說**：實驗證明，腎小球旁細胞分泌腎素，腎素在血漿內將肝臟產生的血管緊張素原水解為血管緊張素1，再經轉換為的作用轉化為血管緊張素2。血管緊張素2作用於中樞，增加交感神經衝動的發放、使心臟搏動加強，周圍小動脈收縮、致血壓增高。同時，血管緊張素2還可刺激腎上腺分泌醛固酮，引起水鈉滯留，使血容量增加，血壓升高。腎素、血管緊張素、醛固酮係數是體內調節血管阻力與細胞外液的重要機制，而後二者又是決定血壓的主要因素，可以說，在腎源性高血壓病的發病機制中腎素、血管、緊張素、醛固酮系統起著重要作用。

**(三)內分泌學說**：如果腎上腺髓質分泌腎上腺素與去甲腎上腺素增加，則心臟排血量增加，細小動脈痙攣，從而引起血壓升高。同時，腎上腺皮質激素可使水和鈉滯留，使血管對腎素和血管緊張素等各種升壓物質的敏感性提高，導致血壓升高。但是，多數患者的激素分泌並無明顯增高或僅有輕度增高，不足以引起血壓的升高。高血壓病患者的交感神經衝動增加，小血管對腎上腺素和去甲腎上腺素的反應性增強，可能是血壓持續增高的原因。

此外，還有過多攝鈉學說、遺傳學說等。目前多數學者認為，高血壓病的發病機制，是多種因素的複雜綜合，它們相互聯繫，相互影響，互為因果，共同參與高血壓病發病的複雜過程。

## 3. 高血壓病的發病情況

高血壓病在全世界都有很高的發病率，成人高血壓病的發病率約為8%至18%。大規模的人群調查表明，非洲地區的發病率為10%，歐美國家成年人的發病率在20%以上。中國人群高血壓病的患病率近年來不斷上升，已成為我國人群致死、致殘的主要原因。抽樣調查結果表明，全國15歲以上人群中一九五八年至一九五九年患病率為73%；一九九一年患病率則為11.88%。中國二十世紀50至70年代，每年新發高血壓病一百多萬人，到80至90年代，每年新發高血壓病三百多萬人。年紀越小，發病率增幅越大，25至45歲年齡組，上升幅度顯著高於其他年齡組。目前中國人群中高血壓病患者已逾一億，涉及幾千萬戶家庭，平均每四戶家庭就有一位高血壓病患者，高血壓病已成為中國一個重大的社會問題。

為了提高廣大群眾對高血壓病危害性的認識，各個部門和社會各界對高血壓防治的重視，普及高血壓的防治知識，提高全民族的健康水平和生活質量，國家衛生部從一九九八年起確定每年十月八日為全國高血壓日，相信在不久的將來高血壓的防治就能收到滿意的效果。

## 4. 高血壓病的分型及臨床表現

根據起病的緩急和病程的進展，現代醫學將高血壓病分為緩進型和急進型兩種類型，臨床所見絕大多數為緩進型。緩進型高血壓病；緩進型高血壓病又稱良性高血壓，多於中年以後發病，起病隱襲，病情發展慢，病程長。早期多無症狀，偶於體格檢察時發現血壓增高，或在精神緊張、情緒激動或勞累後頭暈、頭痛、眼花、耳鳴、失眠、乏力、注意力不集中等症狀。症狀與血壓增高不一定一樣，可能由高級神經失調所致。早期血壓僅暫時升高，病程後期血壓持續增長，可出現心、腦、腎、眼底等器質性損害和功能障礙，並有相應的臨床表現。

**(一)腦部表現**：頭痛、頭暈、頭脹是高血壓病常見的症狀，也可為頭部沉重感。頭痛多發生在早晨，位於前額、枕部或顳部；頭暈可為暫時性或持久性。經降壓治療後頭痛、頭暈均可減輕，但血壓降得太快、太低，也可引起頭暈，後期常並發急性腦血管疾病。

**(二)心臟表現**：長期高血壓引起的心臟形態和功能改變稱為高血壓性心臟病。早期左心室後負荷增加，心肌肥厚，心臟擴張，心功能代償，症狀不明顯，後期心功能失代償，發生左心衰竭。體檢發現心尖搏動呈抬舉性，心濁音界向左擴大，心電圖提示左心室肥厚及勞損，晚期有心力失常，X線檢查左心室肥大，主動脈弓沿長彎曲。高血壓性心臟病的出現多在高血壓病數年至十餘年後。

**(三)腎臟表現**：長期高血壓致腎小動脈硬化。腎功能減退時，可引起夜尿、多尿、尿中有蛋白、管型和紅細胞；晚期可出現氮脂血症及尿毒癥。

**(四)眼底改變**：早期，見視網膜動脈痙攣，動脈變細(I級)；以後發展為視網膜動脈狹窄，動靜脈交叉壓迫(II級)；眼底出血或棉絮狀滲出(III級)；視盤(視神經乳頭)水腫(IV級)。

**(五)急進型高血壓**：急進型高血壓又稱惡性高血壓，占高血壓病的1%左右，可由緩進型突然轉變而來，也可起病時即為急進型。

急進行高血壓多在青中年發病，男女之比約為3：1，其表現與緩進型高血壓病相似，但各種症狀明顯，病情嚴重，發展迅速，以視網膜病變和很早出現的腎功能衰竭為特點，血壓顯著升高，常於數月至一二年內出現嚴重的腦、心、腎損害。

臨床上所稱「高血壓危象」是指血壓急劇升高引起的嚴重臨床表現，主要為惡性高血壓和高血壓腦病。

## 六、運動療法

運動療法是指運用體育活動的各種形式預防和治療疾病的方法，這種方法又稱體育療法或醫療體育運動療法最大的特點就是患者自我積極主動地參與治療過程，它充分調動患者自身的主觀能動性，發揮內在的積極因素，通過機體局部或全身的運動，以消除或緩解病理狀態，恢復或促進正常功能。

生命在於運動，運動往往可以代替藥物，但所有的藥物卻不能代替運動，運動使生活充滿活力和朝氣。運動療法能減輕體重，降低血脂，消除高血壓的誘發因素調節大腦皮質功能，緩和緊張情緒。運動療法不僅能降低血壓、還有助於改善高血壓病患者頭痛、頭暈、心煩失眠等症狀，有利於鞏固療效，所以在高血壓病的治療中，運動療法是不可缺少的。運動療法簡單易行，不受場地、時間的限制，可隨時應用，具有其他療法達不到的功能，所以深受廣大高血壓病患者歡迎。運動療法對一般疾病無特別禁忌症，對於病情穩定的一、二期高血壓病患者，均可根據病情採用運動療法，但對三期高血病患者，尤其伴有嚴重心、腎功能障礙者，則應慎用或不用運動療法。注意運動的方式、運動的時間、運動量，做到量力而為。要注意運動適度，循序漸進，根據病情的不同和各人的具體情況，選擇合適的運動專案，以求得最佳運動效果。

## 1. 運動療法的作用

運動療法防治高血壓病的作用是綜合的。適當的運動鍛煉有利於體內脂肪的代謝，使脂肪、膽固醇分解增加，可降低血脂，使肥胖者體重減輕，血壓相應降低。同時，運動鍛煉能增加纖維旦白溶解素，降低血小板凝聚，促發側支迴圈的建立，改善心肌供血，增加心肌收縮力，改善器官血液灌注，擴張外周血管，使血壓下降。

適當的運動鍛煉可調節大腦皮質功能，消除高血壓的誘發因素，使血漿兒茶酚胺水平降低，前列腺素E水平增高，自主神經功能得到調節，迷走神經興奮性提高，交感神經興奮性降低，周圍血管阻力減少，血壓相對下降。

另外，適當的運動鍛煉能改變高血壓病患者的精神面貌，解除神經、精神疲勞，消除焦慮、易怒、緊張等情緒，使之保持良好的情緒，改善或消除頭痛、頭暈、心煩失眠等自覺症狀。

## 2. 高血壓病常用的運動療法

### (一) 拗動六環功

並腳站立，兩臂自然下垂，兩掌心貼股骨外側，手中指尖緊貼風市穴；頭頂正直、舌抵上齶、體重平均在兩腳，排除雜念，使身心達到虛靜和鬆空（見圖1），兩眼平視，鬆肩墜肘，兩臂自然展開，至胸前兩掌相合，兩手勞宮穴相貼，但勿用力，意念兩掌掌心（見圖2），兩掌向左前上劃第一個圓弧（見圖3、4）。視線要始終注視手掌運動方向，在兩掌向左側運動時，腰胯要向相反方向右側拗動，兩掌轉到身體右側時，腰胯盡量向左，運動當中手掌與腰胯方向始終相反。頭部第一個圓弧劃完後，兩掌回到胸前，屈膝蹲身，兩掌繼續向左繞膝關節劃第二個圓弧（見圖5、6）。

圖1

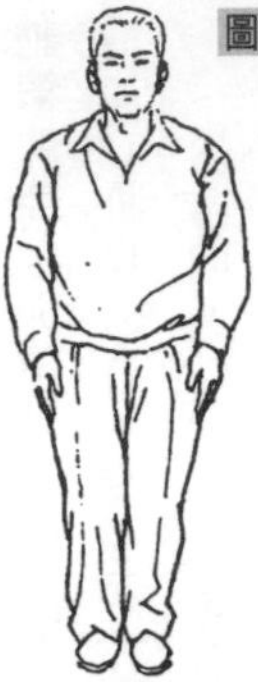

圖2

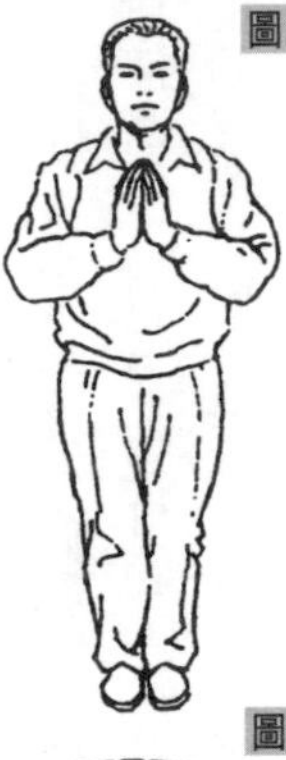

圖3

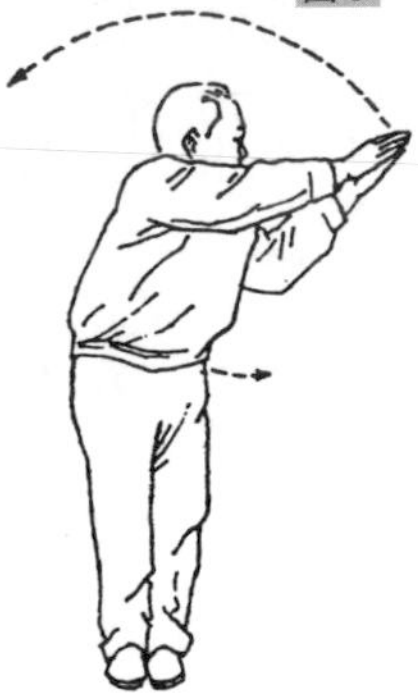

圖 4

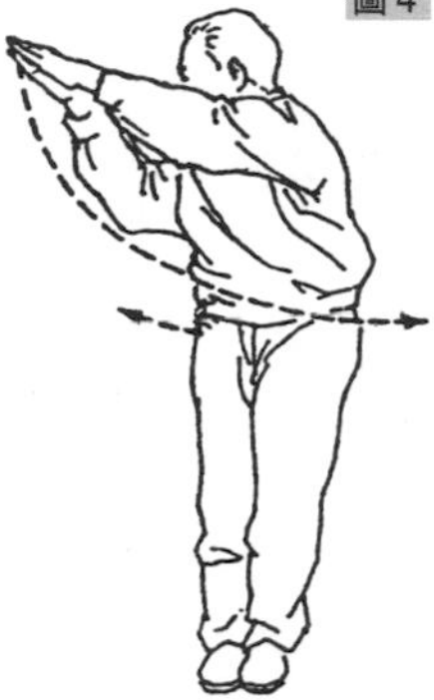

圖 5

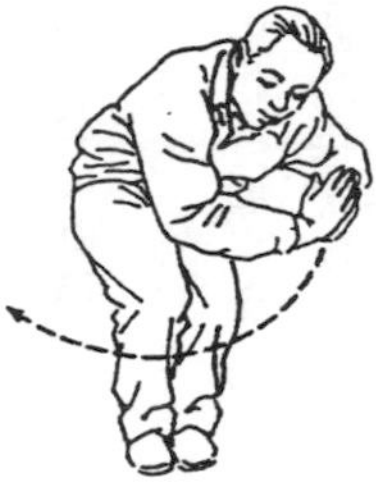

圖 6

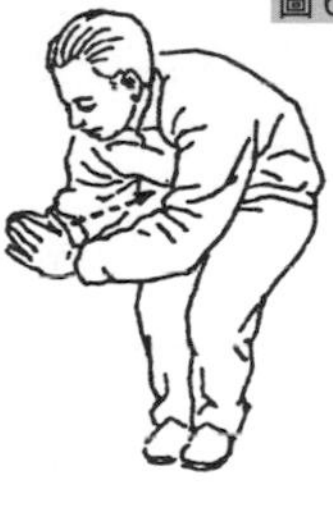

劃完第二個圓弧後，腿也隨著直起，兩掌經小腹前繞胸部劃第三個圓弧，劃完兩臂伸直停在小腹前（**見圖**7、8、9）。

圖 7

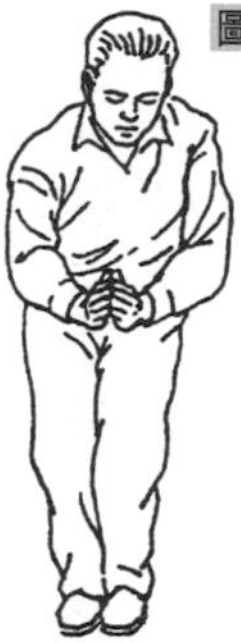

圖 8

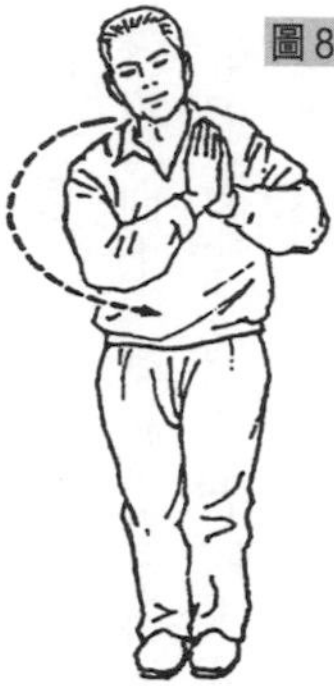

圖 9

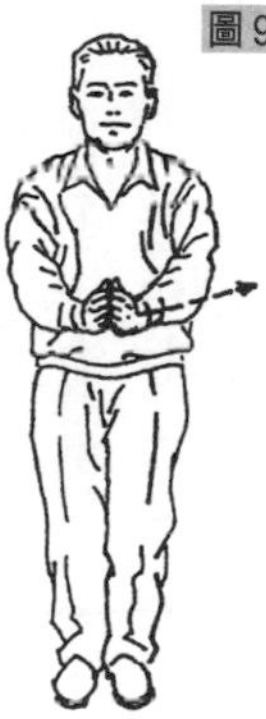

左掌翻轉向上，左肘曲向左後，兩掌向左劃第四個圓弧，高度在左胯上方，右前臂緊貼左肋（**見圖10**）。然後兩大指轉向上，轉腰兩掌回到中間（**見圖11**）。右掌翻轉向上，右肘曲向右後，兩掌向右劃第五個圓弧，高度在右胯上方，左前臂緊貼右肋（**見圖12**）。然後兩大指轉向上，轉腰兩掌回到身體前面，兩臂向前伸直。

圖10

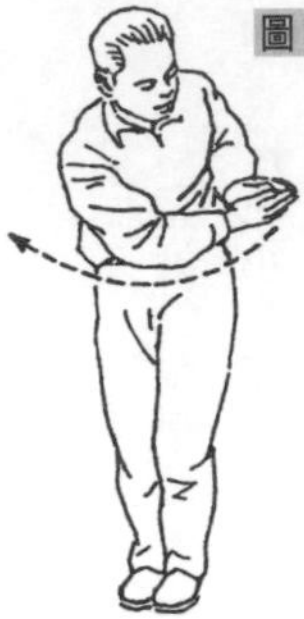

圖11

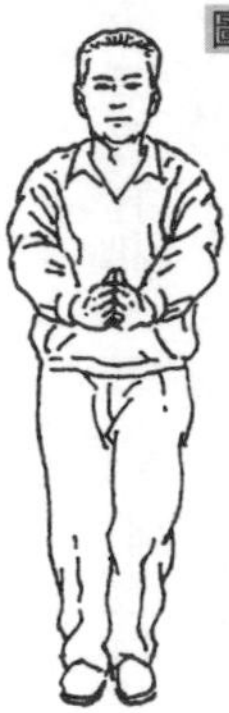

圖12

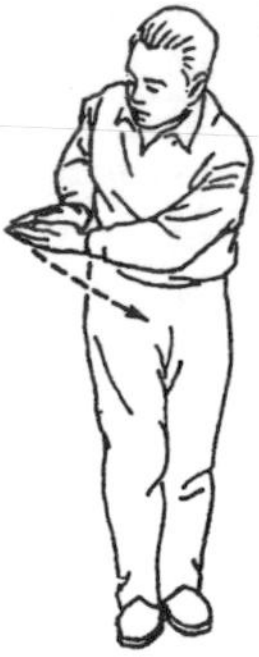

兩掌向上至頭頂沿身體前面下降（**見圖13**）。劃第六個圓弧，合掌當胸，停於胸前（**見圖14**）。

**收功**：小手指分開，無名指分開，中指分開，食指分開，大指分開，鬆肩垂肘，兩手自然落於身體兩側即收功（**見圖15**）。此功每次反覆做六回。

圖 13

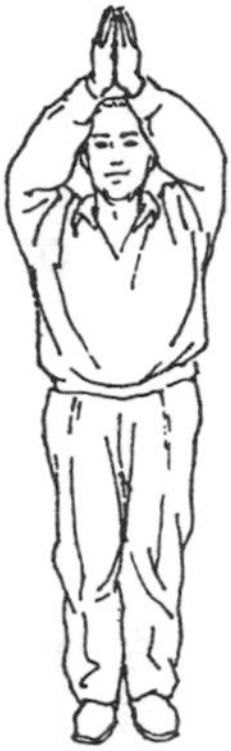

圖 14

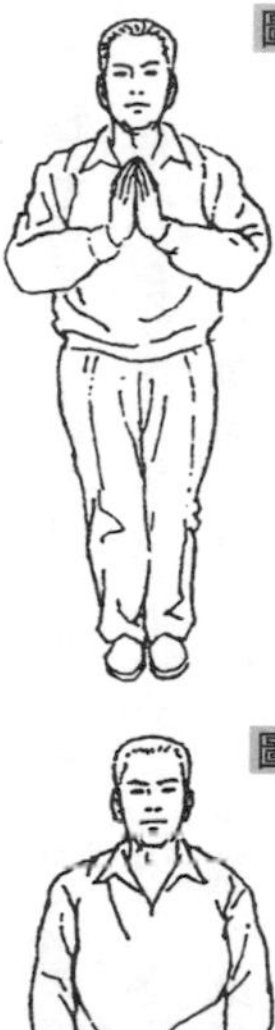

圖 15

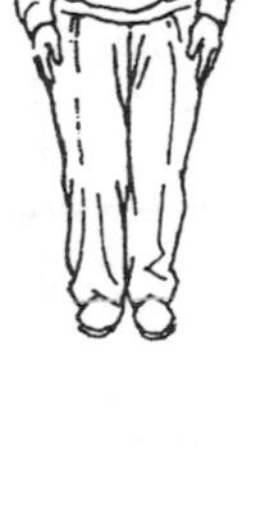

**(二)降血壓功**

開腳站臺，兩腳距離與肩同寬，兩肩鬆垂，掌心貼近股骨外側，兩手中指貼風市穴；頭頂正直、舌抵上齶，體重平均在兩腳。兩眼輕閉。兩手輕輕抬起，手心向上，兩中指相接觸，置小腹前(**見圖16**)。意想此時正在下牛毛細雨，雨水由頭頂、臉部、前胸、後背慢慢下流，通過大腿、小腿經足底湧泉穴流入地下。此時應感到全身涼爽舒暢，每次站20分鐘。

**收功**：意念一想雨停，兩手自然下落於兩腿旁即收功。

圖 16

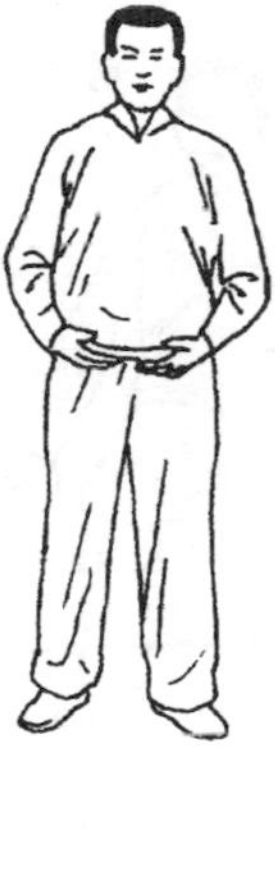

### (三) 宮泉導引功

平坐於椅子上，兩腳分開與肩同寬，大腿與小腿呈90度，驅幹正直，全身放鬆，下齶微收。兩手放在大腿兩側，兩臂微曲，手心向下，手指朝前，兩手在兩大腿外距離約 10厘米左右，兩眼微閉（**見圖17**）。意念想手心勞宮穴與兩腳心湧泉穴相合，每次靜坐20分鐘。

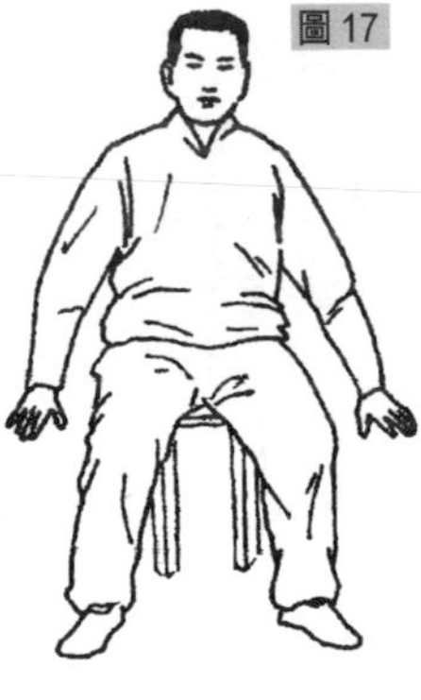
圖 17

## 七、飲食療法

飲食療法又稱「食物療法」，簡稱食療，它是通過改善飲食習慣，調整飲食結構，採用具有治療作用的某些食物即(療效食品)，來達到治療疾病，促進康復、增強體質的目的。人們常說「民以食為天」，清代醫學家王孟英說：「以食物做藥物，性最平和，味不惡劣易辨易服。」食療可以排內邪、安臟腑、清神志、資血氣。飲食在人類生活中佔有重要的地位，食物是人體生命活動的物質基礎，可改善人體各器官的功能，維持正常的生理平衡，調整有病的機體。瞭解食物的基本營養成分和性味作用，用食平屙，是自我療養中最高明的「醫道」。所以，高血壓病患者必須重視食療的作用，注意運用飲食療法。

在具體應用飲食療法治療高血壓病時，應根據高血壓病的飲食原則對症進食、合理搭配，適量補充優質蛋白質，限制總熱能，減少食鹽和脂肪攝入，控制飲酒，做到飲食有節，防止饑飽失常和偏食，根據患者的病情和個體差異，制定長期的、適宜的食療和藥膳食譜。

## 1. 高血壓病患者的飲食原則

### (一)糾正不合理的膳食結構

膳食是影響血壓的重要因素，長期的不合理膳食結構會誘發或加重高血壓病。因此，糾正不合理膳食結構在高血壓病的防治中佔有十分重要的地位。食鹽的過量攝入、脂肪的攝入過多、總熱能過多、飲酒以及缺鈣、缺鉀、缺鋅、高鎘等，均是引起血壓升高的膳食因素，在高血壓病的飲食調理中，應注意限制總熱能，減少食鹽和脂肪的攝入，適量補充蛋白質，控制飲酒，合理補充鈣、鉀、鋅以及維生素等。

**(二)飲食有度，防止偏食**

美味佳餚固然對身體有益，但不等於對身體無害。飲食雖然可以治病，但若食之過量，甚至偏食，則會導致陰陽失調、臟腑功能紊亂，而誘發新的病症。因此，飲食要有節制，不能一見所喜，就啖引無度。食療也要講究療程，不宜長時間地食用同一種食物，要防止食療中的偏食。

**(三)注意掌握適應證**

飲食療法既不同於單純的食物，又不同於治病的藥物，故在應用過程中需要根據病情全面考慮。一般來講，食療的作用比較弱，適用於病情輕微的患者，對於病情較重者，不宜首選食療，而應使用藥物治療，或在其他治療的基礎上配合食療。

## 2. 常用食療方

### (一)槐菊茶

**[原　料]** 槐花3克，菊花6克綠茶4克

【製　作】將槐花、菊化、綠茶一同放入茶壺中，用開水沖泡。
【用　法】當茶飲用。
【功　效】清熱平肝。
【適應證】肝火抗進型，陰虛陽抗型及肝腎陰虛型高血壓。

## (二)海參冰糖飲

【原　料】海參50克，冰糖30克。
【制　作】先將海參加水燉熟，再加入冰糖共煮，待冰糖融化即可。
【用　法】每日晨起空腹服用，吃海參飲湯。
【功　效】補腎宜精，養血潤燥。
【適應證】肝腎陰虛型，陰虛陽抗型高血壓病。

## (三)山楂白糖煎

【原　料】鮮山楂10枚，白糖30克。

【制　作】將鮮山楂洗淨搗爛，加入白糖和適量清水，共煮至山楂熟爛即可。
【用　法】吃山楂飲湯，每日一次。
【功　效】活血化瘀、化痰降壓。
【適應證】瘀血阻絡型、痰濁內蘊型高血壓病。

## (四)芹菜粥

【原　料】新鮮芹菜60克，大米100克。
【製　作】將芹菜洗淨切碎，與洗淨的大米一同放在鍋內，加水適量，共煮成粥。
【用　法】每日兩次，分早、晚溫熱食用。
【功　效】清熱利濕，平肝降壓，固腎利尿。
【適應證】肝火亢盛型，痰濁內蘊型及脾虛肝旺型高血壓病。

## (五)紫菜綠豆粥

【原　料】紫菜10克，幹綠豆50克，大米100克。

【製　作】將紫菜泡軟、綠豆、大米洗淨，一同放入鍋中，加入清水適量，共煮成粥。
【用　法】每日2次，分早、晚食用。
【功　效】清熱化痰，利水降壓。
【適應證】痰濁內蘊型，脾虛肝熱型高血壓病。

## (六)麻油拌菠菜

【原　料】鮮菠菜250克，麻油、精鹽各適量。
【製　作】將鮮菠菜洗淨，用開水燙3分鐘，撈起之後拌入麻油、精鹽即可。
【用　法】每日2次，佐餐食用。
【功　效】活血化瘀、清熱潤肺、健脾養血。
【適應證】瘀血阻絡型，氣血不足型及脾虛肝旺型高血壓病。

## (七)薏米杏仁粥

【原　料】薏米30克，杏仁9克，大米50克，冰糖適量。

【製　作】將薏米、大米分別洗淨，杏人去皮尖，把薏米、大米一同放入鍋中，加入清水適量，武火煮熟後，改用文火慢煮，至半熟時，加入杏仁，煮至粥成，用冰糖調和即可。
【用　法】每日2次，分早、晚溫熱服。
【功　效】健脾利濕，化痰。
【適應證】適用於各種類型的高血壓病，對痰濁內蘊型尤為適宜。

## (八)涼拌苦瓜

【原　料】新鮮苦瓜兩根(約250克)蔥花、薑絲、精鹽、白糖、醬油、味精、麻油各適量。
【製　作】將苦瓜洗淨，去籽，用開水侵泡3分鐘，切成細絲，拌入蔥花、薑絲，加入精鹽、白糖、醬油、味精、麻油調味即可。
【用　法】佐餐食用。
【功　效】清肝火，降血壓。
【適應證】適用於各種類型的高血壓病。

### (九)水果降壓粥

【原　料】蘋果、梨各一個，香蕉一隻，大米100克。

【製　作】將蘋果、梨洗淨，去皮切塊備用，把掏洗乾淨的大米放入鍋中，加清水適量煮粥，半熟時加入梨和平果，粥將成時加入去皮切塊的香蕉，再煮片刻即可。

【用　法】每日一次，溫熱食用。

【功　效】養陰生津，清熱化痰，潤腸通便。

【適應證】肝火亢進型，脾虛肝旺型及陰虛陽亢型高血壓病。

### (十)綠豆海帶粥

【原　料】綠豆80克，海帶100克，大米150克。

【製　作】將綠豆、大米分別洗淨，海帶洗淨後切碎，把綠豆、大米、海帶一同放入鍋中，加入清水適量，共煮成粥。

【用　法】每日一次，當晚餐食用。

【功　效】清熱利水，益氣養血，降壓明目。
【適應證】肝火亢進型，氣血不足型高血壓病。

# 糖尿病的康復及併發症的防治

## 一、糖尿病是影響人類健康的嚴重疾病

糖尿病造成的痛苦，體會最深的莫過於病人，此病危害有漸增的勢頭，在流行病學報告中有着令人擔憂的數位。然而，到目前為止，權威的結論是：糖尿病為終身疾病。醫學能力與希望間的距離越來越大，不僅僅是造成病人的痛苦，還有目前反應出的一些社會問題。

據世界衛生組織糖尿病專家委員會第二次報告記載：「全世界至少有三千萬人患有糖尿病」。後來一些研究表明這一數位已明顯保守。據估計，當今糖尿病患病人數已逾一億人。前期的流行病學資料制訂的規劃指出，經過下一個十年，糖尿病和其併發症將作為全球主要流行病出現，後果將招致巨大的經濟和社會負擔。在中國，糖尿病的發病人數也日漸攀升。

## 二、糖尿病的發病情況

糖尿病是由遺傳因素和環境因素長期共同作用而引起的一種慢性、全身性、代謝性疾病。主要因胰島素絕對或相對不足以及靶細胞對胰島素敏感性降低，引起人體血糖增高，尿糖出現。嚴重者發生糖、脂肪、蛋白質、水和電解質等一系列代謝紊亂。久病可引起人體多系統損害，如心、腦、腎、眼、神經等重要器官和組織的並發症。病情嚴重或應激反應時可發生急性代謝紊亂，如酮症酸中毒等。此外，在糖尿病人群中發生冠心病，缺血性或出血性腦血管病，失明、脂端壞疽等嚴重並發症者均明顯高於非糖尿病人群。因此，糖尿病及其並發症已成為嚴重威脅人民群眾生命、健康的重要疾病，必須重視其預防與治療。

糖尿病具有多尿、多飲、多食和體重減輕，即所謂「三多一少」的原因，是因血糖升高導致高滲性利尿，從而出現多尿；因口渴而多飲水；由於患者體內葡萄糖不能被人體充分利用，出現脂肪合成減少，分解增多，蛋白質代謝出現負平衡，所以，病人出現消瘦、疲乏無力、體重減輕。為了維持人體正常的生命活動，補充隨小便排出體外而損失的糖分，患者又常常表現為易饑，多食。兒童糖尿病患者則會出現生長發育不良。

一般來說，I型（胰島素依賴型）糖尿病患者發病多較年輕，起病大多較急，病情相對嚴重，「三多一少」症狀比較明顯。II型（非胰島素依賴型）糖尿病患者一般發病年齡在40歲以上，起病相對緩慢，病情相對較輕，相當一部分患者並無明顯的「三多一少」症狀。常常因為體格檢察血糖、尿糖而發現反應性低血糖而就診，經化驗檢查才發現患有糖尿病。

糖尿病是一種常見病、多發病、其患病人數正隨着人們生活水平的提高，生活方式的改變，科學技術的進步而日益增多。據世界衛生組織（WHO）一九九七年報告，目前全世界大約有1.35億糖尿病患者，預計到二〇二五年將上升到三億人。糖尿病已經成為世界經濟發達國家的第三大疾病（第一是心血管病，第二是腫瘤），是嚴重威脅人類生命、健康的世界性公共衛生問題，日益引起各國醫療機構的廣泛關注。

中國糖尿病患者的人數正以驚人的速度急劇增多，在二十世紀七十年代末期，糖尿病的患病率不足1%，到一九八〇年，中國糖尿病協作組對十四個省市的三十萬人口進行調查，40歲以上人口的糖尿病患病率為5.23%；一九九六年，中國又按一九八五年世界衛生組織糖尿病診斷標準，採用自然人群、分層整群抽樣方法，對中國十一個省市，年齡在20至75歲的四萬二千七百五十一人進行流行病學調查，糖尿病患病率為3.21%，糖耐量減低(IGT)患病率為4.76%。據專家保守估計，目前中國大約有三千萬糖尿病患者，照目前的速度發展，大約到二零二五年，中國糖尿病患者將有可能突破一億人，約佔當時世界糖尿病患者的1/4至1/3。這一嚴峻形勢已引起國家的高度重視。國家衛生部早在一九九五年就制定了《一九九六至二零零零年國家糖尿病防治綱要》，以統一組織和指導全國的糖尿病防治工作。

## 三、糖尿病的分類

一九八五年，世界衛生組織對糖尿病進行了分類，共歸納為六種類型：

**1.** 胰島素依賴型糖尿病(IDDM，I型)約佔糖尿病病人總數的5%至10%。這類糖尿病多發生在青少年和幼兒。臨床特徵為起病特急，多飲、多食、多尿、體重減輕等症狀較明顯，血漿胰島素水平低於正常，有發生酮症酸中毒的傾向，對胰島素敏感，必須依賴胰島素治療維持生命。口服葡萄糖胰島素釋放試驗可見基礎胰島素水平低於正常，葡萄糖刺激後胰島素分泌曲線低平，顯示胰島素缺乏。

**2.** 非胰島素依賴型糖尿病（NIDDM，II型）這類糖尿病約佔糖尿病病人總數的80%至90%。又可細分為肥胖型和非肥胖型。本型糖尿病多發生於40歲以上的中、老年人。大多數病人起病緩慢，臨床症狀相對較輕，無酮症酸中毒傾向，但在一定誘因作用下，也可發生酮症酸中毒或高滲性昏迷。空腹血漿胰島素水平可正常、輕度降低或高於正常。胰島素對葡萄糖刺激的反應可稍低、基本正常或高於正常，分泌高峰延遲。

**3.** 營養不良性糖尿病（MRDM）多見於熱帶地區某些發展中國家，有營養不良病史。分為蛋白質缺乏病史，分為蛋白質缺乏的胰腺性糖尿病（PDPD）和胰腺纖維鈣化性糖尿病（FCPD）。

**4.** 繼發性糖尿病包括胰腺疾病或胰腺切除、內分泌疾病（包括皮質醇增多症、嗜鉻細胞瘤、肢端肥大症等）、藥物或化學物質引起、胰島素受體異常引起者。

**5.** 妊娠期糖尿病（GDM）指在妊娠期發生糖尿病或妊娠期發生葡萄糖耐量異常（IGT）者。不包括已有糖尿病而合併妊娠者。研究妊娠期糖尿病的臨床重要性在於有效地處理高危妊娠，降低孕婦圍生期患病率和病死率。

**6.** 葡萄糖耐量損害(IGI)這一類型包括：(一)**肥胖**；(二)**非肥胖型**；(三)**糖耐量減低型**。糖耐量減低是指某些人空腹血糖雖未達到診斷糖尿病的標準，但在口服葡萄糖耐量試驗中，血糖反應處於正常人與糖尿病患者之間。這些人雖不能診斷為糖尿病，但以後發生糖尿病的危險性以及發生動脈粥樣硬化的危險均比一班人群高，因此，對於這部分人也是需要認真加以研究和防治的。

在中國，通常所講的糖尿病主要是指非胰島素依賴型糖尿病(NIDDM)，也叫II型糖尿病，約佔糖尿病患者總數的90%以上。

一九九七年鑒於十多年來糖尿病研究進展，以美國糖尿病協會(ADA)為代表提出了關於修改糖尿病診斷和分類標準的建議。新的分類法建議主要將糖尿病分成四大類型，即I型糖尿病，II型糖尿病，其他類型糖尿病和妊娠期糖尿病。

一九九七年美國糖尿病協會(ADA)提出修改糖尿病診斷標準的建議如下：

(1)空腹血漿葡萄糖(FPG)的分類小於6.0毫摩爾/升(110毫克%)為正常，小於或等於6.0至7.0毫摩爾/升(110毫克至126毫克%)為空腹血糖過高(未達糖尿病，簡稱IFG)，大於7.0

毫摩爾／升（126毫克％）為糖尿病（需另一天再次證實）。空腹的定義是至少8小時沒有熱能的攝入。

（二）口服葡萄糖耐量試驗（OGTT）試驗後2小時血漿葡萄糖（2HPG）值分類：小於7.8毫摩爾／升（140毫克％）為正常。7.8至11.1毫摩爾／升（200毫克％）考慮為糖尿病（需另一天再次證實）。

（三）糖尿病的診斷標準，症狀＋隨機血糖大於11.1毫摩爾／升（200毫克％），或空腹血漿葡萄糖大於7.0毫摩爾／升（126毫克％）或口服葡萄糖耐量試驗中2小時血漿葡萄糖大於11.1毫摩爾／升（200毫克％）。症狀不典型者，需另一天再次證實。隨機是指一天當中的任意時間而不管上次進餐時間。經過討論，一九九九年10月中國糖尿病學會決定採納上述這一新的診斷標準。

## 四、糖尿病的常見併發症糖尿病可合併多種並發症

這些併發症既是糖尿病患者飽受痛苦的主要原因，也是決定糖尿病患者預後的關鍵

因素。糖尿病控制的好壞對糖尿病併發症的發生和發展有直接的影響。糖尿病併發症的防治又是糖尿病治療的重要內容。因此，糖尿病患者對此應該有充分的瞭解。糖尿病的併發症可以分為急性和慢性兩大類。急性併發症包括急性感染，糖尿病酮症酸中毒、高滲性非酮症糖尿病昏迷、乳酸性酸中毒和糖尿病治療過程中可能出現的低血糖症等。慢性併發症主要包括大血管病變、微血管病變、神經病變、眼部病變、糖尿病足等。

## 1、急性併發症

（I）糖尿病酮症酸中毒(DKA) I型糖尿病患者有自發糖尿病酮症酸中毒傾向，II型糖尿病患者在一定誘因作用下也可發生糖尿病酮症酸中毒，常見的誘因有感染、胰島素治療中斷或不適當減量及胰島素抗藥性、飲食不當、創傷、手術、妊娠和分娩，有時可無明顯誘因。多數患者在發生意識障礙前幾天有多尿、煩渴、多飲和乏力，隨後出現食欲減退、噁心、嘔吐、常拌頭疼、嗜睡、煩躁、呼吸深快，呼吸中有爛蘋果味。對於有昏迷、酸中毒、失水、休克的患者，應考慮糖尿病酮症酸中毒的可能，尤其對原因不明而出現意識障礙，呼氣有酮味，血壓低而尿量仍多者，應及時進行化驗檢查以爭取及早診斷，及時治療。

(二)高滲性非酮症糖尿病昏迷，簡稱高滲性昏迷，是糖尿病急性代謝紊亂的另一種臨床類型。多見於老年人，好發年齡為50至70歲，男女發病率大致相同。大約2/3患者在發病前無糖尿病病史，或者僅有輕微症狀。常見誘因有：感染、急性胃腸炎、胰腺炎、腦血管意外、嚴重腎臟疾患、血液或腹膜透、不合理限制水分、應用某些藥物如糖皮質激素、免疫抑制劑、噻嗪類利尿劑和B受體阻製劑等。也有因誤診而輸入葡萄糖液，或因口渴而大量飲用含糖飲料而誘發或促使病情惡化的。

(三)感染，糖尿病患者常發生癤、癰等皮膚化膿性感染，也常發生腎盂腎炎和膀胱炎等尿路感染；也易合併肺結核。

## 2、慢性併發症

糖尿病的慢性併發症可遍及全身各重要器官，與遺傳易感性、高血糖、非酶糖化和多元醇代謝旁路、蛋白激酶C等多方面因素的相互影響有關。主要有以下幾種：

一、**動脈粥樣硬化**。糖尿病人群中動脈粥樣硬化的患病率比非糖尿病人群高。其原因是胰島素、性激素、生長激素、兒茶酚胺等激素水平異常，高血糖、血管內功能紊亂、血小板功能異常等也直接或間接參與動脈粥樣硬化的發生及發展。大、中動脈粥樣硬化主要侵犯主動脈、腦動脈、腎動脈和肢體外周動脈，可引起冠心病、缺血性腦血管病、出血性腦血管病、腎動脈硬化，肢體動脈硬化等。體外周動脈粥樣硬化常以下肢動脈病變為主，表現為下肢疼痛、感覺異常和間歇性跛行。

**二、微血管病變。**微血管是手指微小動脈和微小靜脈之間，管腔直徑在100微米以下的毛血管及微血管網。糖尿病微血管病變的典型改變是微循環障礙、微血管瘤形成和微血管基底膜增厚。微血管病變主要表現在視網膜、腎臟、神經、肌肉、心臟組織，其中以糖尿病腎病和視網膜病變最為重要。糖尿病微血管病變的發生和發展，與山梨醇旁路代謝增強、生長激素過多、血液流變學改變、凝血機制失調、血小板功能異常、糖化血紅蛋白含量增高、紅細胞2，3-二磷酸甘油酸增多等導致組織缺養有關。

**1. 糖尿病腎病：**糖尿病腎病是糖尿病最嚴重微血管併發症之一。也是糖尿病患者死亡的主要原因之一。其病理改變主要有三種類型：**一、結節性腎小球硬化型病變。**有高度特異性。**二、彌漫性腎小球硬化型病變。**最常見，對腎功能影響最大，但特異性較低。**三、滲出性病變。**糖尿病腎病的發生發展可分為五期：

**Ⅰ期：**為糖尿病初期，腎臟體積增大，腎小球內壓增高，腎小球濾過率升高。

**Ⅱ期：**腎小球毛細血管基底膜增厚，尿白蛋白排泄率(AER)多數在正常範圍。

**Ⅲ期：**早期腎病，出現微量白蛋白尿，即尿白蛋白排泄量持續在20微克至200微克／分(正常人小於10微克／分)。

**Ⅳ期：**臨床腎病，尿蛋白逐漸增多，尿白蛋白排泄率≧200微克／分，即尿白蛋白排出大量大於300毫克／24小時，腎小球濾過率下降，可胖有水腫和高自壓，腎功能逐漸減退。

**Ⅴ期：**尿毒時期，尿白蛋白排泄率降低，血肌酐、尿素氮卝高，血壓升高。早期腎病應用血管緊張素換酶(ACE)抑制劑可減輕微量白蛋白尿。患者還應該控制好血糖，飲食清淡，少吃鹽。

**2. 糖尿病性視網膜病變：**視網膜病變既是糖尿病微血管病變的重要表現之一，也是糖尿病患者失明的主要原因。按眼底改變可分為6期：分屬兩大類。**1期**：微血管瘤，出血；**2期**：微血管瘤、出血並有硬性滲出；**3期**：出現棉絮狀軟性滲出。以下1至3期為背景性視網膜病變。**4期**新生血管形成，玻璃體出血；**5期**：機生物增生；**6期**：繼發性視網膜脱離，失明。以上4至6期為增生性視網膜病變(PDR)。有眼底改變的糖尿病患者應嚴格控制血糖，努力使空腹血糖及餐後血糖均接近正常水平。另外，糖尿病患者除視網膜病變外，還可引起白內障、青光眼、虹膜睫狀病變等。

**3. 糖尿病心肌病**：糖尿病患者的糖尿病心肌病可誘發心率失常、心源性休克、心力衰竭，甚至猝死。主要是心臟微血管病變和心肌代謝紊亂所致心肌廣泛性壞死等損害所引起。

**三、神經病變**。糖尿病性神經病變主要由微血管病變及山梨醇旁路代謝增強以至山梨醇增多所致。其病變部份以周圍神經最常見，通常為對稱性，下肢較上肢嚴重，病情進展緩慢。臨床表現常為肢端感覺異常，分布如襪子或手套狀，伴麻木、針刺、灼熱或如踏棉墊感，有時伴痛覺過敏。有時表現為心血管自主神經功能失常或胃腸功能失調。

出現體位性低血壓、持續心動過速及便秘、腹瀉等。

**四、糖尿病足。**糖尿病是是指糖尿病患者因末捎神經病變，下肢動脈供血不足以及細菌感染等多種因素引起的足部疼痛、皮膚深潰瘍、肢端壞疽等病變。防治措施有：降血糖、降血脂、戒煙、飲酒。穿寬鬆的軟底鞋。每晚用溫水洗腳，剪趾甲不宜過短。

**五、糖尿病性心臟病。**糖尿病性心臟病是指糖尿病人所併發或伴發的心臟病，包括冠心病糖尿病性心臟病、微血管病變和自主神經紊亂所致的心率失常及高血壓心臟病。研究表明，糖尿病性心臟病引起的死亡約佔糖尿病者死亡總數的70至80%。

**六、糖尿病伴發腦硬阻。**糖尿病患者腦硬死的發病率是同年齡組其他人群的兩倍以上、死亡率也高於非糖尿病患者、糖尿病患者的腦血管病損主要是顱內椎動脈粥樣梗化。常期糖尿病患者的腦血流自動調節功能受損，局部腦血流量減少，微血管內皮細胞功能失調，紅細胞聚集性增強，紅細胞變形能力減弱，這些因素均促使糖尿病患者血液處於高凝狀態，血管壁粥樣硬化，循環障礙，導致糖尿病患者併發腦硬死發病率增高。

**七、糖尿病合併高血壓**

**(一)糖尿病患者易合併高血壓。**其發病機制為：1. 常期高血壓可引起細胞外基質過度增生和血管平滑肌細胞增殖，導致血管收縮增強，並加速動脈粥樣硬化形成，2. 胰島素抵抗可使細胞內鈣濃度增加，使血管平滑肌對加壓物質反應性增強，使血壓升高。3. 鎂缺乏可引起高血壓。4. 血漿腎素活性(PRA)升高。

**(二)糖尿病合併高血壓。**有如下幾種情況：1. 糖尿病腎病性高血壓。2. II型糖尿病合併原發性高血壓。3. 慢性腎盂腎炎性高血壓。4. 腎動脈狹窄性高血壓。

**(三)糖尿病合併高血壓的危害。**據世界衛生組織報告，糖尿病人群高血壓患病率為20%至40%。我國糖尿病患病率大約為29.2%。糖尿病患者一旦合併高血壓，最大的危險是加速大中動脈粥樣硬化。不僅能夠促使糖尿病腎病的進一步惡化，而且成為糖尿病患者發生冠心病、腦卒中的主要危險因素。抗高血壓治療是減慢糖尿病腎病進展的最有效措施，也是降低糖尿病合併冠心病、腦卒中發病危險的主要措施。

**八、陽痿。**統計資料表明，男性糖尿病患者中有1/3存在性功能障礙。引起陽痿的原因有：1. 自主神經病變所致。2. 血管病變，動脈粥樣硬化。3. 性激素改變或精神因素所致。

## 五、糖尿病的運動療法

生命在於運動，對於糖尿病患者，運動更是康復的法寶。中國是世界上最早提出並且最早起用運動療法治療糖尿病的國家。遠在隋朝時期，當時的名醫巢元方在《諸病源侯論》中就主張消渴病患者宜「先行一百二十步，多者千余步；然後食之」。提出了運動在糖尿病治療中的作用。西方國家直到一九三五年，才由當時英國著名的糖尿病專家JOSLIN提出治療糖尿病的三駕馬車理論，把「飲食療法、運動療法、和胰島素療法」確定為戰勝糖尿病的三大法寶。近代日本糖尿病研究會更加重視飲食療法和運動療法，把其在治療糖尿病中的作用，形象地比作一輛車子的兩個輪子，缺一不可。最近幾年，隨着世界各地糖尿病患者的急劇增多和糖尿病防治研究的更加深入，提出了糖尿病綜合防治的五個方面，即飲食療法、運動療法、藥物治療、糖尿病健康教育和血糖自我監測。但運動療法仍被公認為糖尿病綜合治療中一項最基本、最有效的治療方法之一。得到世界各國的廣泛關注與重視，並且廣泛應用於糖尿病的防治工作中。

## 1. 運動療法的作用及適應症、禁忌症

（一）運動療法在糖尿病患者康復中的作用運動不足是當今糖尿病發病急劇增多的一個重要原因，運動在糖尿病患者康復中的作用有如下幾點：（一）增強人體對胰島素的敏感性，運動可通過消耗能量等多種途徑使脂肪減少，使體重減輕，使胰島素與受體的親和力增強，從而提高胰島素受體對胰島素的敏感性。

（二）降低血糖、血脂和血液粘稠度，運動鍛煉可增加糖尿病患者對血糖和血脂的利用，增強組織細胞對胰島素的敏感性，從而有效地降低血脂、血糖和血液粘稠度。有些輕型糖尿病患者通過飲食控制和運動療法可使糖尿病病情得到良好控制。

（三）有利於糖尿病患者慢性並發症的控制，運動除了降血糖，降血脂作用外，還降低病人血液粘稠度，增強紅細胞的變應性，改善各臟器的血液供應，控制糖尿病慢性並發症的發生及發展。儘管運動療法能給糖尿病患者帶來上述種種益處，但如果運動不當，也會產生種種不良反應，甚至損害健康，威脅生命，起不到強身健體作用、促進康復之目的。因此，必須首先熟知糖尿病運動療法的適應症及禁忌症。

## 2. 適應症

(一)適合於II型糖尿病患者，尤其是肥胖者，空腹血糖在7.8毫摩—8.9毫摩/升，餐後血糖在11毫摩—13.9毫摩/升，糖化血紅蛋白在9.0%至10%者最宜進行運動療法。

(二)口服藥物劑量保持恒定，或用胰島素治療的I型糖尿病患者病情穩定者。

## 3. 禁忌症

(一)有嚴重的糖尿病血管並發症的患者，如有心、腦、腎、視網膜並發症者。

(二)合併急性感染，如肺部感染者，應限制活動。

(三)控制不良的I型糖尿病患者。

(四)糖尿病合併妊娠者。

(五)合併糖尿病足、嚴重的糖尿病腎病、眼底病變、心功能不全、心律失常、酮症酸中毒等。但當這些嚴重的並發症得到有效治療，症狀得到改善後，同樣可以適當的運動治療，以提高機體素質，降低血糖。

## 4. 對症施功

**（一）拗動六環功**：並腳站立，兩臂自然下垂，兩掌心貼近股骨外側，手中指指尖貼風市穴 頭頂正直，勿向左右觀望，舌抵上齶，體重平均在兩腳，摒除雜念，使身心達到虛靜和鬆空（**見圖1**）。

兩眼平視，鬆肩垂肘，兩臂左右展開，向前上劃弧至胸前兩掌相合，兩手心勞宮穴相貼，但勿用力，意念兩掌掌心（**見圖2**）。兩掌向左前上圍繞頭頂劃第一個圓弧（**見圖3、4**）。視線要始終注視手掌運動方向，在兩掌向左側運動時，腰胯要向相反方向右側扭動。兩掌轉到身體右側時，腰胯盡量向左，運動當中手掌與腰胯運動方向始終相反。頭部第一個圓弧劃完後，兩掌回到胸前，曲膝蹲身，兩掌繼續繞膝劃第二個圓弧（**見圖5、6**）。劃完膝部第二個圓弧後，腿也隨着直起，兩掌經小腹前繞胸部劃第三個圓弧（**見圖7、8**）。劃完兩臂伸直停在小腹前（**見圖9**）。

圖1

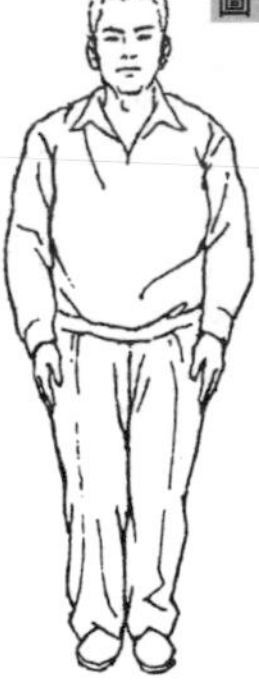

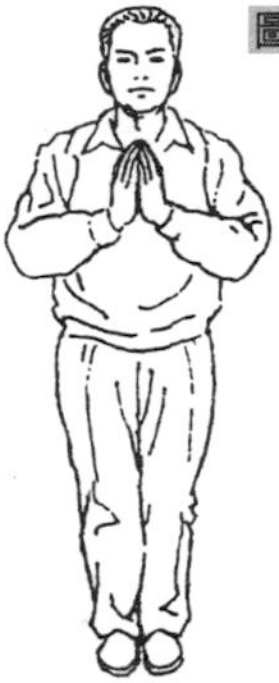
圖2

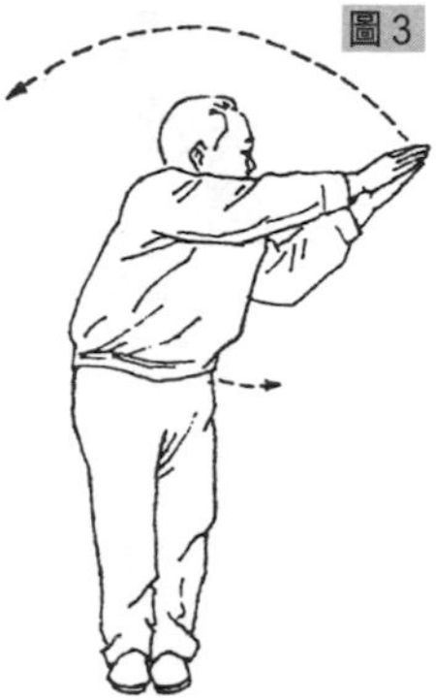
圖3

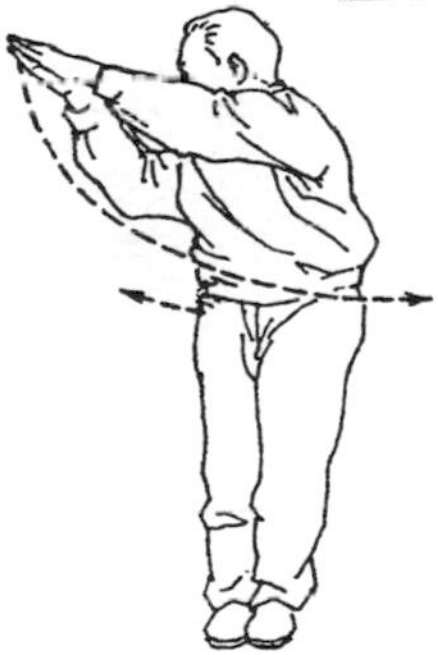
圖4

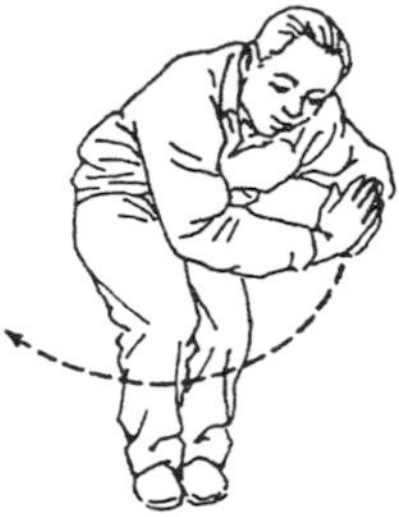
圖5

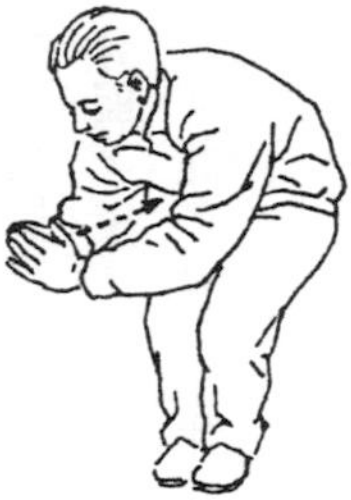
圖6

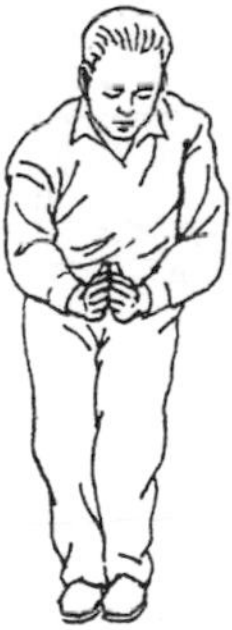
圖7

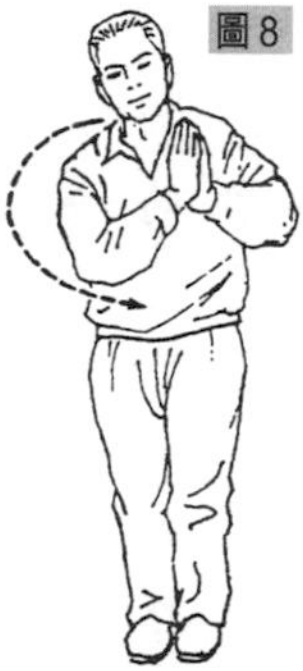
圖8

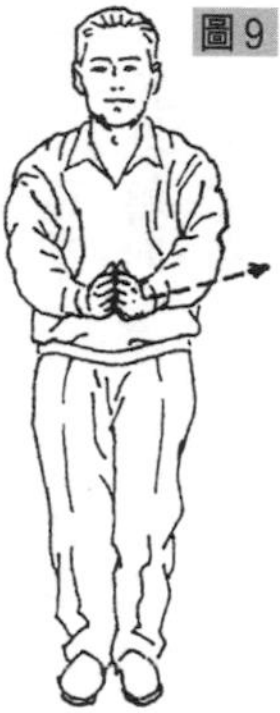
圖9

左掌翻轉向上，左肘曲向左後，兩掌向左劃第四個圓弧，高度在左胯上方。右前臂緊貼左肋（見圖10），然後兩手大指翻轉向上，轉腰兩掌回到中間（見圖11）。

右掌翻轉相上，右肘曲向右後，兩掌向右劃第五個圓弧，高度在右胯上方。左前臂緊貼右肋（見圖12）然後兩手大指轉向上，轉腰兩掌回到中間，兩臂向前伸直。兩掌向前上至頭頂沿面前下降（見圖13）。劃第六個圓弧。合掌當胸，停於胸前（見圖14）。

收功，小手指分開，無明指分開，中指分開，食指分開，大指分開，鬆肩垂肘兩手自然落於身體兩側即收功（見圖15）。此式每天早晨練6遍。

圖10

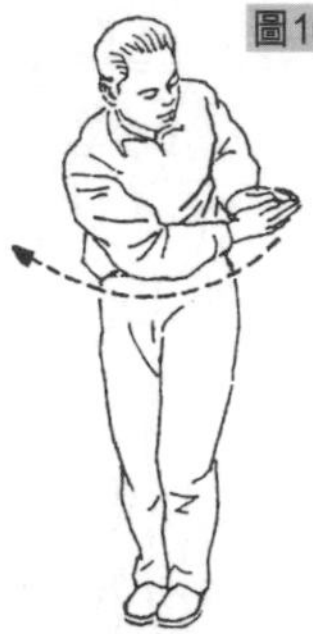

圖11

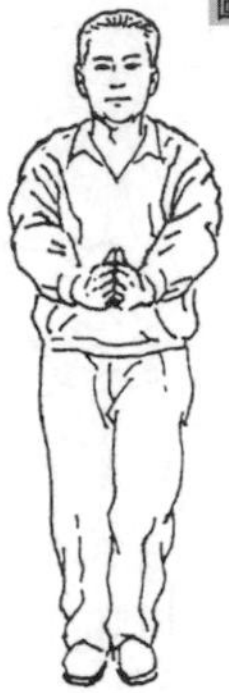

圖12

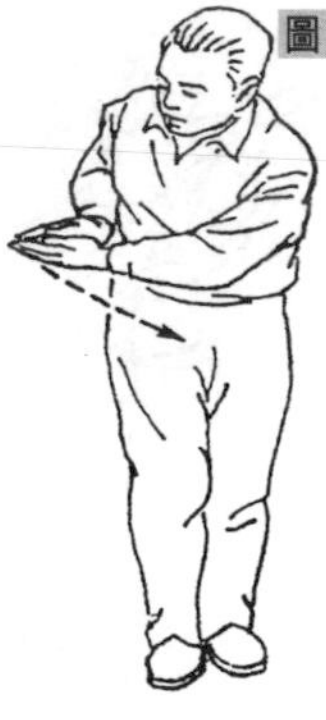

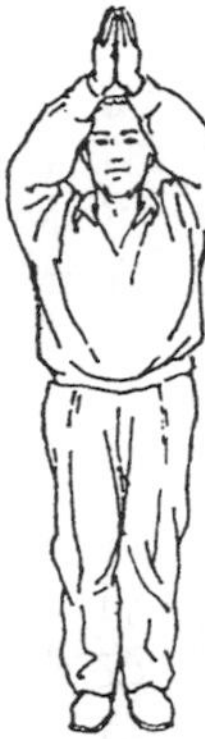

圖13

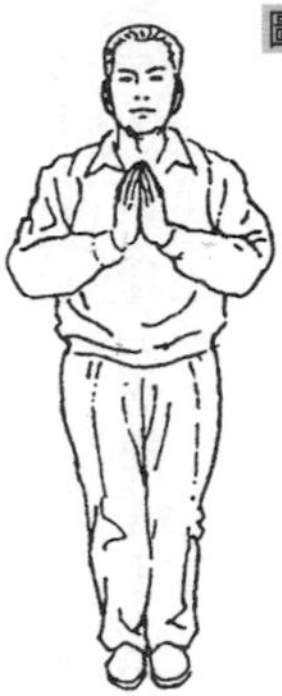

圖14

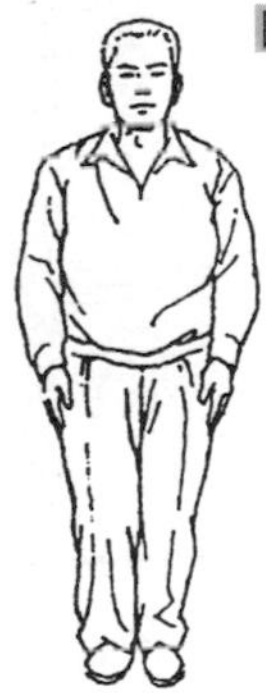

圖15

**(二)行走功：**行走功是一種療效確切、簡便易行的運動療法，練功時應選擇在空氣清新，環境幽靜的花園、公園、有山有水的地方。全身放鬆，意念集中在呼吸配合兩腳上，行走要慢，邁第一步配合吸氣，邁第二步還是吸，邁第三步是呼。慢慢不停的行走，每一步都要配合呼吸，即吸、吸、呼，吸、吸、呼，吸、吸、呼。每次飯後練功20分鐘。

根據行走的速度可測算熱能的消耗，一般在慢速行走時，每分鐘的熱能消耗為53千焦（12.6千卡），每小時大約消耗837.2千卡熱能。如果不增加飲食，每日練功一小時，堅持三個星期，就可以減輕體重0.5千克。

# 六、糖尿病的飲食療法

飲食治療是治療糖尿病的基本措施。科學和理的飲食能減輕胰島B細胞的負擔，對於空腹及餐後血漿胰島素不低的輕型糖尿病患者，飲食療法是治療本病的主要方法。其飲食原則如下：

**1. 平衡膳食**

糖尿病患者的飲食應該是平衡飲食，所含的營養成分要全面，比例要適當，數量要充足，使患者樂於接受。又要提供足夠的營養以滿足生長發育及生活勞動的需要，還要減輕胰島素B細胞的負擔。要求食用低鹽、低熱能和低脂肪食物、限制澱粉的攝入量、可將主食由大米、白麵改為適當吃些粗糧如蕎麵、玉米、小米等。

**2. 不飲酒、不吸煙**

因為飲酒可使濕熱內攻，吸煙可使火熱內薰，二者皆對有害。

### 3. 忌食肥甘厚味

中醫認為高血脂、高蛋白食物屬於肥甘厚味，肥甘厚味能產生濕熱而不利於消除糖尿病患者之陽虛燥熱。故糖尿病患者不宜多吃肥肉、動物內臟、糖蜜製品及油炸食物，以免加重病情，甚至誘發酮症酸中毒等併發症。

### 4. 避免飲食過量

少量進食勝過豐盛的三餐，寧可少吃多餐也不要一餐吃得太多。

### 5. 吃粗纖維食物

飲食中必須有80％是粗纖維食物，一刺激胰腺分泌胰島素、提高血液中胰島素含量。同時主張吃含鉻食物，如菜豆、大豆製品、黃瓜、香菇等，因為鉻是正常糖代謝及脂代謝必需的微量元素。鉻的作用直接於胰島素有關，其作用機制可能是鉻於胰島素及綫粒體膜受體之間形成三元復合物而促進胰島素發揮作用。因此，適量補充微量元素鉻有助於延緩糖尿病的惡化程度。

### 6. 飲食宜清淡

宜多吃新鮮食物如：蔬菜、黃豆、菠菜、蕎麵、燕麵、硬果等。宜食用低鹽、低脂、低熱能、高纖維食物。因為纖維素能控制血糖和葡萄糖的新陳代謝。

**7.薯類、蔬菜水果中含有豐富的維生素、無機鹽和膳食纖維，是人類營養的主要來源**

一。如果蔬菜、水果、薯類和粗糧吃的太少，可引起便秘。過去人們常忽視膳食纖維對人體健康的作用，因為人類不具備分解植物纖維的酶，不能像食草動物那樣把纖維素分解為機體所需要的營養成分，因此認為這些物質對人體沒有營養作用。近年來研究發現，膳食纖維雖然對人體不提供直接的營養成分、但卻對維護人體健康有不可替代的作用。例如，如果膳食纖維攝入量少，高血壓病、冠心病、糖尿病、腦血管病、膽結石、肥胖病、直腸癌發病率就會明顯增高。

## 七、有降血糖作用的食物

人們日常生活中，少不了糧食、蔬菜、水果、肉類、魚類及其他副食品。有那些食品適合糖尿病患者食用，或者說有那些食物具有降糖作用，對預防和治療糖尿病有益呢？經過大量科學分析研究和臨床試驗證明，下列食物具有一定的降血糖作用，對防治糖尿病有益。

## 1. 有降糖作用的蔬菜

苦瓜，苦瓜果實呈長圓筒形，外面有瘤狀突起，成熟時黃褐色，果肉鮮紅色，有苦味，瓜瓤鮮紅色，味甜。有的地方稱苦瓜叫「癩葡萄」。苦瓜有較高的藥用保健價值，自傳入中國以來，一直受到歷代醫家的推崇。中醫認為苦瓜性味苦、寒，入心、肝、肺三經。現代醫學對苦瓜進行了系統研究，據科學分析，每100克苦瓜中含有蛋白質4.5克，脂肪1克，糖類15克，維生素B 20／36毫克，粗纖維及鈣90毫克，磷145毫克，鐵3毫克，鎂鋅等無機鹽元素。尤其是富含維生素C，每百克苦瓜中含維生素C 84毫克，為蔬菜之冠。苦瓜果實中還含有苦瓜甙及多種氨基酸和果膠等活性成分。苦瓜中含有類似胰島素的物質，因此具有明顯的降血糖作用，是糖尿病患者的食療佳品。

最近印度科學家凱赫娜博士報道，已經從苦瓜中提取出了一種胰島素樣物質，名子叫「多肽-P」，這種物質有明顯的降血糖、降血壓作用。因此，苦瓜非常適合糖尿病患者食用。也適合糖尿病合併高血壓患者食用。

## (一)苦瓜粥

【原料】苦瓜150克，大米或小米60克。

【製作】先將苦瓜洗淨，去蒂及籽，連苦瓜的瓤、皮切碎，於洗淨的米放入鍋中，加水適量，大火煮沸後，改為小火煨煮至粥稠即成。

【用法】佐餐食用，每日2次。

【功效】降低血糖，清暑除熱。適用於各型糖尿病。

## (二)苦瓜燜雞翅

【原料】苦瓜250克，雞翅一對。調料適量。

【製作】先將鍋燒熱，放入雞翅，炒至9成熟時，再放入苦瓜片，調料，炒熟即可。

【用法】吃肉、吃瓜，佐餐食用。

【功效】清熱解毒，止渴降糖。適用於各種類型糖尿病的飲食治療。

## (三)苦瓜降糖湯

【原料】鮮苦瓜250克，枸杞子30克，豬瘦肉50克，味精、精鹽、生薑各適量。

【製作】將苦瓜洗淨，切開去瓤，切片備用；將枸杞子洗淨備用，將豬肉洗淨切成肉丁備用。將鍋燒熱，加水適量，加生薑、豬肉丁用中火煮湯，肉熟後，放入枸杞子，繼續燒沸後，再放入備好的苦瓜片燒沸，再加精鹽，味精調味即成。

【用法】每日一次，佐餐食用，吃菜、吃肉、喝湯、連吃一個月，為一個療程。

【功效】清熱解毒，降血糖。適用於II型糖尿病患者的飲食治療。

## (四)苦瓜山藥燒豆腐

【原料】嫩苦瓜150克，鮮山藥120克，豆腐100克，植物油、蔥、薑、精鹽各適量。

【製作】將苦瓜洗淨，去瓤、切片。山藥洗淨、去皮、切片。將炒鍋放火上，加入植物油適量，待油燒熱後，放山藥片先炒，再放入苦瓜片，最後放豆腐、精鹽、蔥、薑燒熟。

【用法】佐餐食用。

【功效】補脾益氣，清熱生精，降血糖。適用於II型糖尿病患者飲食治療。

## (五)南瓜湯

【原料】新鮮南瓜250克，精鹽、味精各適量。

【製作】將新鮮南瓜洗淨，切成薄片，加水適量，煮熟成湯，加精鹽、味精調味即成。

【用法】佐餐，吃菜喝湯。每日早晚餐各用一次，連用一個月為一個療程。

【功效】降低血糖，補中益氣。適用治療II型糖尿病。

## (六)南瓜山藥粥

【原料】山藥30克，南瓜50克，粳米100克。

【製作】將上述三種原料洗淨，將南瓜切丁於山藥、粳米一起煮成粥。

【用法】左餐食用，每日3次。

【功效】健脾，益氣，止渴。適用於治療II型糖尿病患者。

## (七)涼拌黃瓜

【原料】黃瓜250克，芝麻油3克，醋3克，醬油3克，蒜末2克，精鹽4克。

【製作】先將黃瓜燙洗乾淨，切成細絲，盛入盤中，澆上各種佐料拌勻即可。

【用法】佐餐食用。

【功效】清熱止渴，降低血糖，適用於治療II型糖尿病患者。

## （八）黃瓜炒木耳

【原料】黑木耳50克，蝦仁25克，黃瓜100克，黃花菜30克，蔥段、味精、精鹽、薑絲、芝麻油、清湯各少許。

【製作】將黑木耳除去根蒂，洗淨瀝幹水分；蝦仁用涼水洗淨泡軟；黃瓜洗淨後切成薄片。炒鍋用旺火燒熱，加入芝麻油，放入備好的黑木耳、黃花菜、蝦仁煸炒，加入精鹽、清湯、燒沸後再加入黃瓜片、蔥段、薑絲、味精，燒沸後再淋上芝麻油即成。

【用法】佐餐食用。

【功效】適用於治療糖尿病合併高血脂症患者。

**洋蔥**——洋蔥又叫「蔥頭」在歐美國家，有「菜中皇后」之美稱。洋蔥原為於伊朗，後傳入中國，故稱為「洋蔥」。

最近研究表明，洋蔥有較好的降血糖作用。因為，洋蔥中含有類似降血糖的藥物——「甲磺丁脲」類物質，能選擇性的作用於胰島B細胞，促進胰島素分泌，恢復胰島的代償功能，從而降低血糖，另據美國最新科研報道，洋蔥提取物可使血糖顯著降低。應用洋蔥的乙醇提取物可使空腹血糖顯著降低，其機制是洋蔥能促進組織細胞更好的利用葡萄糖。

綜上所述，洋蔥對人體有重要的保護作用，能降血脂、降血糖、降血壓，對高血脂症、脂肪肝、冠心病、高血壓病、糖尿病有良好的防治作用，不愧為上述疾病患者餐桌上的「佳蔬良藥」。對於中老年II型糖尿病患者，洋蔥不僅可以降血糖，防治糖尿病，而且還具有防治糖尿病並發症，如高脂血症、肥胖症、脂肪肝、高血壓病、冠心病的作用。

### (九)洋蔥炒兔肉絲

**[原料]** 洋蔥150克，兔肉絲100克，黃酒、精鹽、味精、醬油、植物油、紅糖、薑絲、蔥末、濕澱粉各適量。

【製作】將洋蔥與兔肉洗淨，分別切成細絲。兔肉絲用濕澱粉抓欠備用，將炒鍋放旺火上，炒鍋燒熱時加植物油適量，當油燒至6成熱時，加蔥末、薑絲、煸炒出香，加兔肉絲，黃酒、溜炒至9成熟時，加洋蔥絲，再同炒片刻，加精鹽、味精、醬油、紅糖，炒勻即可。

【用法】當菜佐餐，隨意服用。

【功效】降壓，降脂，益氣生津。適用於治療糖尿病合併高血壓病或高血脂症的患者。

## （十）洋蔥豬肉蒸餃

【原料】洋蔥350克，麵粉500克，豬瘦肉末250克，芝麻油50克，漿油30克，精鹽、味精、花椒、大茴香、生薑末各適量。

【製作】將泡花椒、大茴香的水分3次攪入肉末內，待攪至濃稠時，分2次打入醬油，加入生薑末、精鹽、味精、芝麻油調勻，最後，將切碎的洋蔥花拌入肉餡內。將麵粉150克用開水攪燙、揉勻。另將麵粉350克用清水和制，上案與燙麵團揉好。然後搓成長條，切成50個劑子，按扁後擀成圓皮。將餡摸在圓皮上，包擠成月牙形，放入籠內，用旺火蒸10分鐘即成。

【用法】當點心或主食用。

【功效】適用於治療糖尿病合併高血壓病或高血脂症及冠心病的患者。

**大蒜**——大蒜為百合科多年生草本植物大蒜的鱗莖。中醫學認為，大蒜無毒，性味：生品辛溫，熟品甘溫，歸脾、胃、肺、大腸經。有暖脾、胃、行氣滯，散腫結，殺諸蟲，解百毒，健身延年之功效。大蒜有健脾治腎之功，有降血脂、防治動脈硬化，抗腫瘤、降血糖、降血壓等作用。

中藥藥理研究證明，大蒜辣素具有降血糖作用。大蒜的汁液可以降低糖尿病患者的血糖。值得注意的是，應用大蒜降血糖時宜搗絞取汁服用或者嚼食大蒜瓣，不僅有降血糖作用，還有輔助降血壓、降血脂作用。

**(十一)大蒜粥**

【原料】紫皮大蒜30克，大米100克。

【製作】將大蒜去皮放入沸水中煮1至3分鐘撈出(以大蒜表面熱，裏面生為宜)備用。然後把掏淨的大米放入煮大蒜的水中加水適量，煮粥。待粥熟時，把蒜放入稀粥內攪勻即可食用。

【用法】每日1劑，分早晚2次服用。

【功效】降低血脂，消炎止痢。適用於治療糖尿病合併高血壓病或高血脂症及肺結核，慢性痢疾。

## (十二)大蒜綠豆粥

【原料】大蒜瓣50枚，綠豆120克，冰糖適量。

【製作】將大蒜剝去外皮，將綠豆洗淨，把二者一起放入砂鍋內加水五百毫升，先用武火煮沸後，再改為文火燉熟，加冰糖使之溶化。

【用法】每日一劑，分數次食用，療程不限。

【功效】清肝火，降血壓、降血脂、降血糖。適用於治療糖尿病合併高血壓病或高血脂症患者。

# 中華名醫李和生
# 都市病預防及自然療法 1

作　　者：李和生
出　　版：心一堂　滙訊出版社　聯合出版
封面設計：馮慧兒

**心一堂**
地　　址：Room 703, Kowloon BLDG, 555 Nathan Road, Kowloon
網　　址：http://www.sunyata.com.cn
http://taichi.taoistic.org
電　　話：(852) 2781 3509

**滙訊出版社**
地　　址：香港皇后大道中 287-299 號永傑中心 302 室
網　　址：http://www.infowide.com.hk
電　　話：(852) 2851 2600

發　　行：德記圖書發行
地　　址：九龍長沙灣通州西街1064-1066號安泰工業大廈B座地下
版　　次：二〇〇五年二月版
ISBN：962-8383-38-8
承　　印：恒達印刷公司
地　　址：黃竹坑業勤街 35 號金來工業大廈 17 樓

*Printed in Hong Kong*